JOY BAUER ha construido uno de los centros de nutrición más grandes del país y es autora de *Joy Bauer's Food Cures*. Es la experta en nutrición y salud para *TODAY Show* y contribuye regularmente con las revistas *Self* y *Parade*. Vive en Nueva York con su familia.

www.joybauer.com

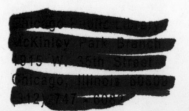

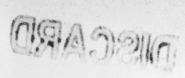

LA
DIETA
DE TU
VIDA

LA DIETA DE TU VIDA

Cuatro pasos para adelgazar y estar eternamente en forma

Joy Bauer

con Carol Svec

Traducción del inglés por Santiago Ochoa

Agradecemos la cortesía de los entrevistados por conceder el permiso para reimprimir sus fotos de antes y después.

Los libros de HarperCollins pueden ser adquiridos para uso educacional, comercial o promocional. Para recibir más información, diríjase a: Special Markets Department, HarperCollins Publishers, 10 East 53rd Street, New York, NY 10022.

Diseño del libro por Jaime Putorti

Este libro fue publicado originalmente en inglés en el año 2009 por CollinsLiving, una rama de HarperCollins Publishers.

PRIMERA EDICIÓN RAYO, 2009

Library of Congress ha catalogado la edición en inglés.

ISBN: 978-0-06- 174612-3

09 10 11 12 13   DIX/RRD   10 9 8 7 6 5 4 3 2 1

A mis compañeros de VIDA:
Ian, Jesse, Cole y Ayden Jane

AGRADECIMIENTOS

Fueron muchas las personas extraordinarias que participaron en la creación de este libro, y por eso me siento agradecida profunda y eternamente. Agradezco particularmente a mis clientes personales y a los miembros del Joy's Fit Club: sus logros son una gran inspiración y sus casos exitosos me han enseñado lecciones invaluables en la pérdida de peso. Quiero agradecer especialmente a aquellos que han compartido sus experiencias en este libro, a las innumerables personas que siguieron esta dieta antes de su publicación y demostraron que realmente *funciona*.

Estoy particularmente agradecida con mi gran amiga Carol Svec, una talentosa escritora que embellece mi trabajo. Y como siempre, quiero agradecer también a Bill por "prestarme" a su maravillosa esposa durante varios meses.

Jane Dystel, Miriam Goderich, Laura Abramo y el resto del equipo de Dystel y de Goderich Literary Management son personas excepcionales. Es muy difícil encontrar un equipo tan accesible y solidario de agentes: ¡Muchas gracias!

Tengo una deuda enorme con Susan Turkell, la directora de servicios de Joy Bauer Nutrition, cuyo entusiasmo, apoyo y dedicación a este proyecto fueron toda una bendición; a Johannah McLean, mi directora de investigaciones, quien me ayudó en cada etapa de este proyecto: este libro se debe en buena parte a tu inteligencia y compromiso. A los talentosos nutricionistas de Joy Bauer Nutrition: Lisa

Mandelbaum, Jennifer Medina, Laura Pumillo, Erica Ilton, Elyssa Hurlbut, Nicole Dilorenzo, Amy Horwitz, Danielle Getty, Laura Wuhl, Ilyse Shapiro y Suzanne Magnotta: espero expresar mi continuo reconocimiento a sus grandes talentos como se lo merecen.

Mil gracias a los instructores de *La dieta de tu vida* y a quienes probaron las recetas, pues se entusiasmaron casi tanto como yo con este proyecto: a Alisa Vetter, Amy Horwitz, Carol Bauer, Danielle Getty, Erica Dayan, al doctor Howard Dinowitz, Jen Weingarten, Johannah McLean, Katrina Seidman, Nicole Anziani, Pamela Cole, Susan Turkell, Tara Shokouhi-Razi, Tracy Lockwood y Wendy Caamano.

La dieta de tu vida no habría sido posible sin las contribuciones de mis expertos en ejercicios y alimentos. Mi buena amiga Geralyn Coopersmith es una experta destacada en entrenamiento físico, quien me ayudó a desarrollar un programa de ejercicios realmente innovador. Y Deborah Gelman, Emily Klein y Michele Goff son chefs magníficos, con una gran conciencia sobre la salud; ellos me ayudaron a crear recetas absolutamente deliciosas.

Quiero agradecer de manera entusiasta a todos en Harper Collins (¡para igualar su propio entusiasmo!) por creer en mí y por invitarme a ser parte de su increíble familia. Quiero agradecer personalmente a Mary Ellen O'Neill, mi editora y amiga, así como a Michael Morrison, Steve Ross, Margot Schupf, Angie Lee, Shelby Meizlik, Paul Olsewski, Doug Jones, Amy Vreeland, Richard Ljoenes y Matthew Patin.

Muchas gracias también a mis amigos del programa *TODAY Show,* quienes me han permitido mejorar la salud de Norteamérica. ¡Realmente es un placer trabajar con ustedes! Mis más sinceros agradecimientos para Jim Bell, Steve Capus, Phil Griffin, Elena Nachmanoff, Don Nash, Amy Chiaro, Marc Victor, Jaclyn Levin, Brian Balthazar, Rainy Farrell, Amanda Marshall, Jayme Baron, Melanie Jackson, Tammy Filler, Katie Distler, y a los incontables productores y asistentes que me ayudaron cada semana.

Gracias también a los fabulosos presentadores de *TODAY*: Matt Lauer, Meredith Vieira, Ann Curry, Al Roker, Natalie Morales, Hoda Kotb, Kathie Lee Gifford, Amy Robach y David Gregory. Agradezco especialmente a la doctora Nancy Snyderman, mi gurú en temas médicos.

Gracias también a Laura Bonanni-Castorino, Suzie Alvarez, John Di-gioia, Janet Flora, Mary Kahler, Donna Richards, Joe Tassone, Deb Weber, Keith Shaw, Edward

Helbig, April Bartlett, Bianca Henry, Anna Helm, Deb Winson, Paul Giwoyna, Ray Lutz, Susan Houriet, Jen Brown, Rina Raphael y a todo el personal de escenografía, utilería, vestuario, estilistas, maquilladores y de mi página Web por haber trabajado sin descanso.

Muchas gracias a mis agentes de William Morris Agency: a Brian Dubin, Betsy Berg, Eric Zohn y Ken Slotnick. Y por supuesto, gracias también a Ashlea y Suzanne. Quiero agradecer a Mike Keriakos, Steven Petrow, Karim Faraq, Roseann Henry, Marianne Goldstein y Dan Wilmer, de Waterfront Media, por entender la magnitud y las múltiples dimensiones de mi programa. Y gracias también a Ramez Toubassy, Jaime Lewisonh, y a todo el personal de Brand Sense Company.

Mis agradecimientos especiales a Irwin Simon, Ellen Deutsch, Maureen Putman y al resto del equipo de Hain Celestial por ofrecerle al mundo alimentos deliciosos y saludables.

Gracias a Lucy Danziger, Carla Levy, Erin Hobday, y al resto del talentoso personal de la revista *Self*.

Mis profundos agradecimientos a Janice Kaplan por su amabilidad y apoyo: es un honor ser parte de tu gran equipo de la revista *PARADE*.

Gracias a Amy Rosenblum por creer en mí y lanzar el Joy's Fit Club en el programa *TODAY Show,* y a mi amiga Pam Fink por el buen "karma Charma". Gracias también a Suze Orman y a Kathy Travis por su amistad increíble y sus valiosas sugerencias.

Abrazos a todos en mis maravillosas familias: a la familia Beal (Debra, Steve, Ben, Noah, Becca, Chloe, Harvey y Jenny); a la familia Schloss (Ellen, Artie, Pam, Dan, Charlie, Cooper, Glenn, Elena, Trey y Otis); a la familia Bauer (Carol, Vic, Mary, Nat, Jason, Mia, Annabelle, Harley y Jimmy); a la familia Cohen/Shapiro (Nancy, Jon y Camrin); a la familia Goodman (Lisi Epstein, Kael y Max); y a Shannon y Shamar Williams.

A mis padres Ellen y Artie Schloss, quienes siempre me han brindado su apoyo incondicional y un lugar apacible al cual escapar de las preocupaciones cotidianas: gracias y un fuerte abrazo.

Y finalmente a mi esposo Ian y a mis tres hijos Jesse, Cole y Ayden Jane: aún les debo mucho tiempo. Gracias a ustedes, mi mundo está lleno de pasión, luz y muchas sonrisas. Ustedes le inyectan VIDA a mi corazón, y cada día los quiero más.

CONTENIDO

LA
DIETA
DE TU
VIDA

Cambia tu VIDA

Todas las dietas comienzan con la pasión para actuar, pero enfrentar la realidad del exceso de peso y reconocer la necesidad de cambiar es algo que requiere tiempo y una gran dosis de energía emocional. Las personas que siguen dietas siempre están alertas y en guardia, pues creen que cada vez que están sentadas frente a un alimento, éste lleva el potencial del éxito o del desastre en su dieta. Aquellos que nunca han tenido que perder peso no entienden lo extenuante que puede ser este proceso. Así es: realmente extenuante.

Has llegado aquí porque estabas buscando la dieta apropiada, y eso significa que ya has comenzado a trabajar. Felicitaciones: *¡tienes pasión para actuar!* Creo que si vas a depositar toda tu energía en esto, deberías obtener algo más que promesas rotas, decepciones, o una pérdida considerable de líquidos corporales. Mereces recibir algo espectacular por tus esfuerzos. Confía en mí cuando te digo que puedes transformar algo más que tu cintura: puedes perder peso y mejorar casi todos los aspectos de tu vida. Este es sin dudas el mejor regalo que puedes obsequiarte. Es por eso que he creado *La dieta de tu vida*.

En este libro **VIDA** significa: **V**ete **I**ncreíble y **D**estila **A**legría.

¿No es eso acaso lo que todos deseamos, lo que nos llena de optimismo cada vez que hacemos una promesa a comienzos de año o cuando compramos un nuevo traje de baño? Claro que sí. Imagínate que todos los días te despiertas sintiéndote alerta y descansado, que te encanta el aspecto de tu cuerpo, tu ropa te queda bien, y que siempre tienes los mismos niveles de energía y entusiasmo. Si estás dispuesto a invertir aunque sea una pequeña parte de toda la energía que le has dedicado a otras dietas, tendrás un aspecto sensacional y te sentirás maravillosamente bien: ese es mi lema personal, y también puede ser el tuyo.

Esperanzas de VIDA

Conozco el poder de *La dieta de tu vida* de primera mano (¡a fin de cuentas, yo también consumo alimentos!), y gracias a los casos increíblemente positivos de miles de mis clientes. A través de los años, los hombres y las mujeres que han seguido *La dieta de tu vida* han rebajado un total de más de 250.000 libras, cifra que equivale al número de habitantes de una pequeña ciudad. También he aprendido el efecto de la pérdida de peso por medio de los miembros del Joy's Fit Club, quienes gracias a su determinación rebajaron entre 100 y 300 libras cada uno, y mantuvieron su nuevo peso. Ellos cambiaron sus hábitos sedentarios y comenzaron a realizar actividades como canotaje, participaron en maratones y triatlones, y fueron a escalar a países lejanos. Tienen tanta salud y energía que se casaron de nuevo en una playa del Caribe, juegan al béisbol con sus hijos, han vuelto a estudiar, han descubierto sus talentos ocultos y hasta comenzado nuevas profesiones. Han inspirado a familiares y amigos para que pierdan peso. ¿No me crees? Tú los conocerás: a lo largo de este libro encontrarás veinte perfiles de personas inspiradoras que se desafiaron a sí mismas para modificar su dieta alimenticia, aunque nunca sospecharon que esto les cambiaría muchos otros aspectos de sus vidas.

Si te parece que es prometer mucho, lo es. Pero es difícil no creer en miles de casos igualmente exitosos. Lo mejor de todo es que *tú puedes ser uno de ellos*.

Con *La dieta de tu vida* podrás recorrer tu transformación en cuatro pasos fáciles, claros y a prueba de errores. En cada paso encontrarás orientación general, menús específicos para todos los días de la semana, control de porciones, y nutrientes balanceados en las combinaciones y cantidades adecuadas para que te veas increíble y te sientas sensacional. Esto es lo que puedes esperar al cabo de la primera semana; los efectos irán aumentando a medida que sigas la dieta:

+ Pérdida de peso (obviamente)
+ Dormir mejor
+ Más energía
+ Fortaleza y vitalidad
+ Menos letargo
+ Mayor auto confianza
+ Menos altibajos emocionales
+ Aumento en la memoria
+ Más claridad de pensamiento
+ Mayor facilidad de movimientos
+ Mejor relación con los demás
+ Despertarte cada día con emoción y alegría

Suena muy bien, ¿verdad? Sin embargo, todas estas ventajas no suceden por arte de magia. También tienes que llevar algo a la mesa (lo digo en términos tanto literales como metafóricos).

1. *Cambia tu mente.* Es importante que entiendas que comenzar una dieta no es sinónimo de fracaso. Al contrario, significa que ya has tenido éxito. Es muy fácil caer en la trampa de pensar que tienes algún tipo de defecto por tener sobrepeso, y que hacer una dieta es decirle al mundo —y a la parte más crítica que hay dentro de ti— que no pudiste controlar ese aspecto de tu vida por tus propios medios. Aunque muchas personas comienzan una dieta porque se sienten desesperadas al creer que han "tocado fondo" en materia de peso, comenzar *La dieta de tu vida* no es un acto de derrota. Al contrario, es un acto de valor, de esperanza y de éxito. Significa que no te has rendido. ¿Y qué puede ser más positivo que eso?

2. *Cambia tus hábitos alimenticios.* Es muy obvio que no vale la pena mantener unos hábitos alimenticios poco saludables, pero lo cierto es que también puede ser difícil eliminarlos. Los hábitos están arraigados en nuestros cere-

bros; nos parecen cómodos y familiares, y algunas personas se sienten bien con ellos. Todas las familias tienen un conjunto de rituales, recetas y estilos de cocinar que han pasado de una generación a otra. Y aunque esto es parte de nuestra identidad, lo más seguro es que tengas que examinarlos de nuevo y adaptarlos a los parámetros de salud del siglo XXI para que funcionen a tu favor y no se continúen reflejando en esas libras de más. A lo largo de este libro encontrarás recomendaciones específicas para hacer elecciones alimentarias más acertadas y para reemplazar algunos de los alimentos más perjudiciales de tu dieta por otros más saludables. También ofrezco versiones más saludables de las recetas preferidas por muchas familias, como por ejemplo, *Pollo a la parmesana*, *Chorizo de pavo con pimientos y cebollas salteados*, e incluso un delicioso *Pudín de chocolate*.

3. *Cambia tus lealtades.* Si te identificas con la comida, tienes que tomar distancia de ella. Después de todo, tú no eres una barra de chocolate ni un descomunal plato de comida. Tienes que dejar de justificar tus malas elecciones alimentarias porque supuestamente es lo que haces "siempre". No eres la suma de tus malos hábitos. Eres una persona que quiere perder unas libras y ser más saludable. Esto puede parecer un consejo obvio, pero puede que a veces las demás personas te asocien con alimentos. Por ejemplo, es probable que seas el "dispensador de golosinas" de tu oficina porque mantienes una jarra llena de ellas en tu escritorio. Y si la retiras de allí, estoy segura de que tus compañeros de trabajo lo notarán y te preguntarán por qué lo has hecho. No tienes por qué ser leal a esa persona que siempre has sido. Hay un nuevo ser dispuesto a surgir en tu interior. Recuerda siempre que:

Eres más que lo que comes.

Eres más fuerte que tus ansias.

Eres más complejo que un hábito.

Eres demasiado reflexivo como para comer de forma automática.

Tendrás tanto éxito durante el primer día de tu dieta como en el 301 porque el éxito está en hacer las cosas. Cada día que pase tendrás un aspecto más increíble y te sentirás aun mejor.

Lo básico al elegir alimentos

He dedicado toda mi vida a hacer que perder peso sea completamente fácil. Con *La dieta de tu vida* no tendrás que pensar en cuáles alimentos consumir porque mi programa de comidas lo hace por ti. Te diré exactamente qué comer (y cuánto) en cada comida durante las primeras seis semanas. Es casi tan fácil como leer el menú de un restaurante y ordenar.

Muchas veces me han preguntado qué clase de dieta es ésta, y cuál es su secreto nutricional: si se trata de una dieta baja en grasas o carbohidratos, o si es vegetariana. *La dieta de tu vida* no obedece a este tipo de simplificaciones porque contiene una amplia variedad de alimentos de todas las categorías. Los pasos Dos, Tres y Cuatro te permitirán consumir alimentos "divertidos". Así es: ¡incluso podrás comer chocolate! En realidad, se trata de consumir alimentos agradables en porciones adecuadas, incluyendo refrigerios y ciertos "gustos" o indulgencias. Creo que puedo declarar que este programa es realista y práctico.

En términos generales, esto es lo que comerás:

Cantidades moderadas de carbohidratos, los cuales suministran energía, fibra y una gran cantidad de vitaminas y minerales. Estos carbohidratos son de "alta calidad":

✦ Ricos en fibra *insoluble:* cereales con mucha fibra, panes y otros cereales integrales como arroz, y todas las frutas y los vegetales.
✦ Alimentos ricos en fibra *soluble:* avena, frijoles, camote (batata), lentejas y ciertas frutas y vegetales.

Este programa no es "bajo en grasas", pero sí en grasas *tóxicas.* Las grasas saludables son un aspecto importante de cualquier dieta para mantener las estructuras cerebrales y las funciones nerviosas. Sin embargo, las grasas saturadas y las "trans" son perjudiciales, pues en lugar de mantener las células saludables y flexibles, estas grasas tóxicas producen inflamación, pueden endurecer las paredes celulares e interferir con su funcionamiento. *La dieta de tu vida* reduce de manera significativa las cantidades de grasas saturadas y trans de tu dieta, las cuales provienen de alimentos como productos lácteos enteros (leche entera, queso y helados); mantequilla, crema, carnes rojas con grasas, y todos los alimentos que contengan aceites parcialmente hidrogenados.

Por otra parte, te invito a consumir cantidades moderadas de alimentos ricos en "grasas buenas": monoinsaturadas, presentes en el aceite de oliva, de canola, en el aguacate y en los frutos secos, así como grasas omega-3, presentes en el pescado, el aceite de canola, las semillas de linaza y en los frutos secos.

Las proteínas son la base de todas las células corporales, y necesitamos un suplemento continuo de ellas para el mantenimiento de nuestros músculos, órganos y huesos, así como para fortalecer nuestro sistema inmunológico y capacidad de cicatrización. Debido a que las proteínas de origen animal también pueden contener grandes cantidades de grasas saturadas, *La dieta de tu vida* solo contiene proteínas *magras,* como por ejemplo, carne de aves sin piel, pescados y mariscos, carnes rojas magras, huevos (solo las claras durante el Primer paso), productos lácteos bajos o libres de grasa, frijoles/legumbres, lentejas y soya.

Cuatro pasos para estar eternamente en forma

Los alimentos que vas a consumir son solo una parte de la estrategia de mi programa. La otra consiste en hacer la transición de tu antiguo "yo" a tu nuevo "yo". Sin importar la cantidad de peso que quieras perder, puedes lograr cualquier meta con solo cuatro pasos:

Primer paso: Libérate. Consiste en dedicar una semana a dejar atrás tus hábitos negativos.

Segundo paso: Reaprende: Dos semanas en las cuales "reprogramarás" tu apetito y descubrirás el placer de la alimentación saludable.

Tercer paso: Reconfigura. Este paso concluirá cuando alcances tu peso ideal. Mientras tanto, aprenderás a construir un bienestar físico, psicológico y nutricional.

Cuarto paso: Revela. Consiste en deleitarte con el éxito de tu dieta. Cuando llegues a este paso, habrás recibido los beneficios de esta dieta: tendrás una figura increíble y te sentirás extraordinariamente bien. Y como el Cuarto paso consiste en encontrar el secreto para mantener tu figura, cuando llegues aquí no regresarás a tu antiguo ser. Regala esa ropa grande al Ejército de Salvación: el peso que has perdido no volverá jamás.

Secretos para el éxito

Sé que estás emocionado por comenzar, y yo estoy emocionada por ti. De hecho, quiero que tengas la mejor experiencia posible. Las siguientes son algunas estrategias para facilitarte el camino:

Detecta y evita los alimentos "provocadores". Todos tenemos algunos alimentos específicos a los que no podemos resistirnos y que nos hacen comer de una manera descontrolada. Conozco personas que pueden llevar una dieta completamente saludable mientras no estén frente a estos alimentos provocadores, pues pierden toda su capacidad de control. No se sabe por qué sucede esto, pero es como un acceso temporal de locura alimenticia. En mi caso, el alimento provocador son las galletas, así que procuro no tenerlas en casa, (y compro las que menos me gustan cuando se las llevo a mis hijos). Identifica tus alimentos provocadores: estoy segura de que sabes cuáles son. ¿Qué debes hacer? Evitarlos, pues tienen consecuencias negativas en tu dieta y en tu salud. No los compres ni los pruebes.

Elimina o separa los alimentos poco saludables. Cuando comiences *La dieta de tu vida*, descubrirás cuáles son los alimentos buenos para ti y cuáles eliminar para perder peso. Si vives solo o sola, o si todas las personas de tu casa van a seguir la dieta contigo, organiza tu refrigerador y tu despensa. Surte tu cocina con productos saludables. Esto te dará ánimos para comenzar.

Mantén una cantidad "ilimitada" de alimentos listos para consumir. En la página 41 encontrarás una "Lista ilimitada de alimentos" que puedes consumir cuando quieras y en la cantidad que desees. Si no los compras y los mantienes listos para su consumo, seguramente recurrirás a otros menos saludables cuando sientas hambre. Muchos de estos alimentos están listos para consumir, o puedes prepararlos con anticipación. Te recomiendo que pruebes alimentos diferentes, que aprendas a identificar cuáles satisfacen tus ansias de golosinas, y que los tengas a mano.

Planea tus comidas con anticipación. Es más fácil preparar comidas conocidas que desconocidas. Cuando llegues a casa luego de un día agitado en el trabajo, tendrás más probabilidades de seguir el menú de *La dieta de tu vida* si haces las compras y programas todas tus comidas al menos con un día de anticipación. Asegúrate de tener listos todos los ingredientes. Puedes picar los vegetales y guardarlos en el refrigerador por un par de días. Mejor aun, puedes comprar vegetales congelados y partidos que puedes descongelar y escurrir antes de usarlos. Los vegetales congelados son tan saludables como los frescos, siempre y cuando no tengan sal, azúcar, queso, ni otros aditivos.

No dejes pasar más de 90 minutos para desayunar, y no comas después de las 9 p.m. Los alimentos hacen mucho más que satisfacer nuestro apetito. Cada vez que ingieres alimentos, se produce una multitud de efectos fisiológicos que van desde la liberación de enzimas y hormonas hasta el transporte de nutrientes a los órganos y las partes que los necesitan. Tu primera comida del día ayuda a activar tu metabolismo y a regular tu apetito por el resto del día, razón por la cual deberías desayunar poco después de despertar. Por otra parte, el ritmo de nuestros cuerpos disminuye en horas de la noche. Y como la digestión se hace más lenta, es más probable que tu última comida del día (así sea un simple refrigerio) permanezca en tu estómago y afecte tu sueño. Comer tarde en la noche es una reacción común al estrés del día, algo que generalmente nos lleva a comer en exceso y a atracarnos de comida. Y así es imposible perder peso. Sé que a veces no podemos resistirnos a comer en las últimas horas de la noche, pero espero que ésa sea la excepción antes que la regla.

Entiendo que algunas personas tienen horarios inusuales y no pueden cenar antes de las 9 p.m. (Por ejemplo, las personas que trabajan turnos de noche o hasta muy tarde). Eso no supone un problema; simplemente debes adaptar mis pautas a tus horarios sin importar si son de día o de noche. En otras palabras, debes comer tres comidas al día y un refrigerio en la tarde. Si sigues estas pautas, deberás comer cada cuatro o cinco horas y recurrir a la Lista ilimitada de alimentos cuando lo desees.

Declara la sala de televisión una ZONA LIBRE DE COMIDAS. Son muchas las personas que comen de manera automática mientras ven televisión, y ese es un hábito especialmente peligroso. Se hace algo tan mecánico como comer palomitas de maíz en el cine. No importa qué alimentos consumas; lo cierto es que comer automáticamente contribuye a la acumulación de calorías. Procura ser consciente de todo lo que comes. Si te acostumbras a comer en la mesa de la cocina o del comedor, seguramente no te la pasarás picando a todas horas. Obviamente, supongo que no tienes un televisor en la cocina: de lo contrario, apágalo mientras comas.

Activación de la motivación

Podría darte miles de razones para perder peso, pero lo más seguro es que las hayas escuchado todas. En última instancia, hay una que sobresale por encima de todas: la que te motivó a ti a adquirir este libro. Todas las personas tienen una motivación diferente para comenzar una dieta. Independientemente de que quieras ser más delgado, utilizar ropa de tallas más pequeñas, prevenir enfermedades, evitar cirugías, o ser un ejemplo para tus hijos, tu deseo personal y tu sentido del compromiso son las únicas cosas que te permitirán perder peso de manera permanente.

No te voy a mentir: habrá ocasiones en las que perderás peso fácilmente, y otras en las que querrás olvidarte de todo y dedicarte a comer golosinas. Eso es algo que nos sucede a todos. Es importante que recuerdes cuál es tu meta principal cuando pases por momentos difíciles, y el motivo que te llevó a seguir una dieta. Recuerda esto cuando necesites reactivar tu motivación. Algunas tácticas que parecen funcionar son:

✦ Lleva un diario para monitorear tu progreso físico y emocional.
✦ Exhibe una foto de algo o alguien que te recuerde tu pérdida de peso: puede ser una foto de tu hijo o nieto, una postal de una playa en la que te gustaría

estar con un nuevo traje de baño, un vestido de bodas que has visto en una revista y que quisieras lucir, o cualquier cosa que haga que tu meta sea más concreta.

✦ Elabora una lista o gráfica que te permita visualizar tu pérdida diaria de peso.

✦ Haz una lista de canciones que te parezcan inspiradoras (y escúchalas con frecuencia).

✦ Encuentra un compañero de dieta que se identifique con tus dificultades y que esté disponible cuando lo necesites para reactivar tu motivación. Puedes encontrar a otras personas que están siguiendo *La dieta de tu vida* en www.JoyBauer.com. También encontrarás programas de comidas, recetas adicionales, estrategias para perder peso, un monitor de peso interactivo, una calculadora de actividades, información nutricional, y hasta un diario en línea que te ayudará a permanecer motivado.

En las páginas siguientes encontrarás muchas sugerencias motivadoras en los perfiles de mis súper estrellas en la pérdida de peso. ¡Ellos están aquí para inspirarte! Pero también quiero que aproveches tu entusiasmo natural y comiences ahora mismo con *La dieta de tu vida*.

TORY Y ROY KLEMENTSEN

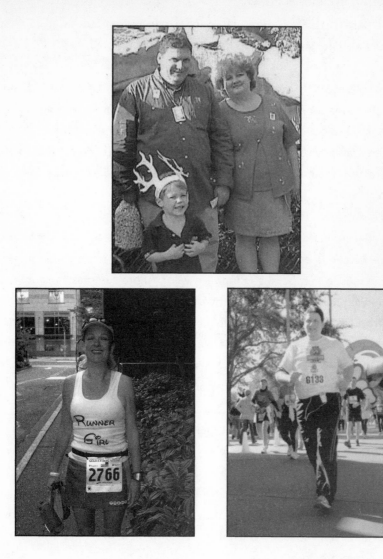

LIBRAS PERDIDAS: 204 (¡102 libras cada uno!)

EDAD: 42 (ambos)

ESTATURA: Tory: 5'3", Roy: 5'8"

ANTES: Tory pesaba 222 libras y era talla 22/24   Roy pesaba 319 libras

DESPUÉS: Tory pesa 120 libras y es talla 2   Roy pesa 217 libras

LOGROS DE DELGADOS: Tory y Roy han participado en maratones. Tory está estudiando para obtener su certificado de entrenadora personal.

DESAFÍOS DE DELGADOS:

TORY: ¡Renovar constantemente mi vestuario! Hubieron etapas en las que bajé dos tallas en un solo mes. Doy gracias por las tiendas de ropa usada.

ROY: Soy tramposo; me es imposible pasar por un lugar de comida rápida y no entrar. Pero ahora tomo otros caminos para evitar ese tipo de tentaciones.

PALABRAS SABIAS:

TORY: ¿En qué medida tu peso aumenta o disminuye tu valor como persona? Cuando pienso en la época en que yo era gorda, siento rabia al comprender que desperdicié mucho tiempo al sentirme sin valor. Ahora soy más saludable, pero lo importante es que sigo siendo la misma persona de siempre.

ROY: ¡INTÉNTALO A TODAS HORAS! No te rindas. Si cometes un desliz, empieza de nuevo. Muchas veces me sentía frustrado y me sumía en un período de estancamiento. Pero cuando comencé a seguir el programa de Joy Bauer, ese estancamiento quedó atrás y comencé a perder peso.

¿CUÁL FUE LA RAZÓN QUE LOS LLEVÓ A QUERER PERDER PESO?

TORY: Estaba en un centro comercial y vi a una chica con una figura envidiable. Me dije, "Haría lo que fuera para ser así". Y una voz interior me respondió: "Sí; pero tienes que comer bien y hacer ejercicio". Eso era indiscutible.

ROY: Estaba tan gordo que iba a Disney World y no cabía en los asientos de los juegos. Es humillante cuando no cabes en el carro de la montaña rusa y no puedes cerrar la barra protectora.

¿POR QUÉ HAN TENIDO ÉXITO?

TORY: Dejé de desesperarme y comencé a sentirme mucho mejor. Cuando dices: "¡Dios mío! ¡Me veo horrible! Tengo que perder peso", es algo que funciona temporalmente, pero poco después tu malestar desaparece y abandonas la dieta que estabas haciendo. Esta vez comencé por fortalecer mi autoestima.

ROY: Tory me animó a hacer ejercicio. La primera vez que corrimos, solo pudimos recorrer menos de cien yardas. Sin embargo, seguimos haciéndolo todos los días y finalmente corrimos una milla en una competencia. Terminamos de últimos pero no nos importó: fue un gran logro para nosotros. Tengo que darle las gracias a Joy Bauer por haberme enseñado a controlar las porciones y las calorías. Creí que nunca podría bajar de peso, pero lo hice gracias a su programa.

¿CÓMO LOGRARON FORTALECER SU AUTOESTIMA?

TORY: Dejé de decirme cosas negativas. Anteriormente me criticaba constantemente pero no volví a hacerlo. Comencé a mirarme desnuda frente al espejo todas las mañanas y procuré decirme cosas positivas. Al comienzo fue difícil: miraba una parte de mí y me decía: "Después de todo, mis pestañas no son tan feas", y posteriormente me di cuenta que yo no era tan horrible. Fue un proceso lento, pero aprendí a quererme desde afuera hacia adentro.

HÁBLAME DE LA MOTIVACIÓN

TORY: No creo en la motivación sino en el compromiso. Sigo queriendo a mi esposo aunque deje las medias sucias en el piso. La luna de miel también llega a su fin en todas las dietas. Comprendí que no podía seguir dependiendo de mis sentimientos y que tenía que comprometerme a perder peso. Reconozco que a veces pienso, "Esto no tiene sentido", pero no dejo que eso me detenga.

¿QUÉ NO HA CAMBIADO?

TORY: Mi esposo, gracias a Dios. Aún le sigo preguntando, "¿Crees que me veo mejor ahora?", y él siempre me responde: "Siempre me has parecido hermosa".

EL ASPECTO CÓMICO DE HABER PERDIDO PESO EN PAREJA.

ROY: En un comienzo, Tory perdió peso con mayor rapidez que yo: parecía otra persona, y un par de personas conocidas creyeron que yo estaba saliendo con otra mujer.

LECCIONES APRENDIDAS DE *LA DIETA DE TU VIDA*

EL COMPROMISO LO ES TODO. *Tener éxito en la pérdida de peso depende en gran medida de la actitud. Si quieres ser como Tory y Roy, toma la decisión de perder todo el peso que quieras y nunca volverás a ganarlo... y entonces serás esa persona delgada con la que siempre soñaste.*

TRABAJA EN PAREJA. *Para bien o para mal, las personas adoptan generalmente los hábitos de su pareja. Si trabajas con tu pareja, los dos perderán peso con mayor facilidad.*

Primer paso: *Libérate*

M e encantan los comienzos: ¿A ti no? Todo es nuevo, emocionante y lleno de potencial. ¿Recuerdas tu infancia, cuando te despertabas el primer día de las vacaciones de verano? Todo cambiaba de la noche a la mañana: el desayuno nos sabía mejor, las zapatillas nos quedaban más cómodas, nuestros hermanos mayores parecían molestarnos menos, y hasta el sol parecía brillar un poco más. Eso es lo que quiero que sientas durante la primera semana de *La dieta de tu vida*: una sensación de entusiasmo y de posibilidades ilimitadas. A fin de cuentas, todos los aspectos de tu vida cambiarán.

El Primer paso consiste exclusivamente en *liberarte*. Antes que nada, quiero que te olvides de todos los recuerdos que tengas de las dietas anteriores, de tu pérdida y aumento de peso, y de cualquier decepción que tengas en relación con tu cuerpo. Este es un nuevo día, un nuevo programa, y un nuevo comienzo. Durante el Primer paso, podrás romper finalmente con tus hábitos alimenticios negativos y con tus ansias de alimentos. Asume este paso como una semana en la que vas a reprogramar tu apetito y a domesticar los demonios que te hacen comer golosinas. Pero tal vez lo más importante es que el Primer paso consiste en liberarte del exceso de peso. En esta semana comenzarás a perder libras, a sentirte menos aletargado, y a rebajar de cintura. Forjarás los hábitos, pautas y cualidades que te permitirán llegar al final del programa. ¿Estás listo? Respira profundo… deja todo atrás y confía en que puedes hacerlo.

El Primer paso es el más estricto de todos. Solo dura una semana: en un abrir y cerrar de ojos estarás en el Segundo paso. Sin embargo, le darás un giro radical a tu vida durante estos primeros siete días. Te sentirás más liviano y energético, y tu ropa (y probablemente hasta tus zapatillas) te quedarán mejor a medida que elimines grasas corporales y pierdas peso líquido. Muchas personas experimentan una

REFLEXIONES DE JOY

Este programa para la pérdida de peso ¡te dará más energía!

Las personas escépticas preguntan cómo es posible tener *más* energía comiendo menos; parece ir en contra de la lógica, pero es cierto. Cuando sigues un programa para perder peso, dejas de comer mucha comida chatarra que tu cuerpo no necesita. El azúcar y el exceso de grasas afectan tu organismo al alterar las hormonas corporales, lo cual puede trastornar tu temperamento y disminuir tus niveles de energía (entre otras cosas). Piensa en los cambios alimenticios que harás como si hicieras una limpieza general en tu casa: eliminarás todo lo malo y lo reemplazarás por algo mejor. Te sentirás con más energía porque consumirás los alimentos adecuados; obtendrás energías de alta calidad durante el día; te sentirás menos pesado, lento y aletargado. También sentirás euforia cuando comiences a perder peso. Esto puede suceder en cuestión de pocos días (a propósito, tu médico agradecerá tus esfuerzos al mejorar gradualmente tus niveles de azúcar, colesterol y presión sanguínea). Es por eso que la primera semana te ofrece tantas posibilidades, pues tendrás la oportunidad de ver grandes cambios en todos los aspectos de tu bienestar, incluyendo tus niveles de energía.

mejoría en su temperamento, mayor claridad de pensamiento y un incremento en la memoria. A medida que avances por cada paso de *La dieta de tu vida*, te seguirás sintiendo cada vez mejor. De nuevo, la primera semana es la más importante de todas porque es la que contiene todas tus expectativas; piensa en este día como en el primero de tus vacaciones de verano: el sol brilla y el mundo te espera… es hora de levantarte de la cama para comenzar tu transformación.

Consejos para el éxito

Cuando empieces *La dieta de tu vida*, comenzarás a establecer un nuevo conjunto de hábitos alimenticios que te ayudarán a mantener tu peso ideal durante toda tu vida, y no tardarás en sentirte cómodo con estos hábitos alimenticios saludables. Pero mientras tanto, te daré algunas sugerencias para que tengas un mayor éxito en tu pérdida de peso.

- ✓ Olvídate de todo lo que crees que sabes sobre dietas. No quiero que te preocupes por contar carbohidratos o calorías. No compares esta dieta con otras que hayas seguido. Recuerda que el Primer paso consiste en liberarte, y eso significa olvidar todas esas dietas que te han fallado en el pasado. Comienza con una nueva actitud.
- ✓ Come a horas fijas. No dejes pasar más de 90 minutos para desayunar, y si es posible, cena antes de las 9 p.m. Si a eso le sumas el almuerzo y un refrigerio, significa que comerás algo al menos cada cinco horas.
- ✓ Programa tus comidas con anticipación. Si sientes hambre y no has programado tus comidas, es muy probable que ingieras alimentos procesados, dulces o grasosos, nada de lo cual hace parte del Primer paso. Recomiendo que vayas al supermercado y compres todos los alimentos que necesitarás para el programa de comidas de la próxima semana. Quiero que todas las noches veas tu plan de comidas del día siguiente para que sepas qué esperar y te prepares adecuadamente.
- ✓ Consigue alimentos "ilimitados" en abundancia. Te recomiendo que mantengas una gran cantidad de estos alimentos y bebidas listos para consumir cuando quieras.

Mi opinión sobre los suplementos

Consumir una amplia variedad de alimentos es la mejor forma de obtener todas las vitaminas y minerales necesarios, y de recibir los nutrientes que ayudan a prevenir las enfermedades que no podemos obtener en una cápsula. Mis programas de comidas están diseñados para que tengas una nutrición adecuada y consumas porciones de alimentos que te permitan perder peso. Sé que todos tenemos alimentos favoritos y que hay otros que no comerías aunque alguien te pagara para hacerlo. Si no consumes con frecuencia una amplia variedad de alimentos saludables, deberías incorporar los siguientes suplementos a tu dieta. *Habla siempre con un médico antes de adquirir suplementos,* pues casi todos los de venta libre pueden interactuar con algunos medicamentos y están contraindicados para personas con algunas condiciones médicas.

Multivitaminas: El objetivo de una multivitamina es compensar las deficiencias nutricionales de tu dieta. Debido a que la deficiencia de vitaminas y minerales puede predisponerte a enfermedades graves, creo que es mejor prevenir que lamentar. Por eso, recomiendo que tomes una multivitamina al día, simplemente para prevenir. Los hombres y las mujeres postmenopaúsicas deberían adquirir una marca que *no* contenga hierro, pues no lo necesitan; adicionalmente, el exceso de este mineral puede producir problemas en la salud. Las mujeres en edad reproductiva deberían tomar una multivitamina que contenga 15 mg de hierro. Elija una que contenga casi el ciento por ciento del Valor Diario (DV) —la cantidad que los científicos han determinado es necesaria para la salud— de la mayoría de los nutrientes que aparecen en la etiqueta. La vitamina D es la excepción; en términos ideales deberías consumir MÁS del 100% de DV. El cuerpo humano puede producir vitamina D, pero solo cuando nuestra piel está expuesta directamente al sol. Sin embargo, y debido al uso de los bloqueadores solares para reducir el riesgo de cáncer en la piel, estamos enfrentando una sorprendente epidemia en deficiencia de vitamina D. Te aconsejo protegerte contra el sol y tomar entre 1000 y 2000 IU de vitamina D todos los días. Y la forma más fácil de hacerlo es tomando una multivitamina.

Actualmente existen opciones mucho más numerosas en materia de multivitaminas que hace apenas unos pocos años. Si tienes dificultades para tragar píl—

doras, encontrarás multivitaminas masticables. Si los suplementos te causan problemas gastrointestinales o estreñimiento, te sugiero que pruebes diferentes marcas hasta encontrar la que mejor se adapte a tu organismo. Si todos los suplementos te causan problemas, suspende su consumo y asegúrate de llevar una dieta variada.

Calcio con vitamina D3: Mis programas de comidas contienen altas dosis de calcio. Sin embargo, asegúrate de tomar un suplemento si tu médico te recomienda una dosis adicional de este mineral, o si no consumes muchos productos lácteos. Consíguelo con vitamina D3 (colecalciferol, la variedad más concentrada), que permite la absorción del calcio. Estudios recientes han sugerido que los hombres no deben tomar suplementos de calcio sin la aprobación de su médico debido a un posible riesgo de sufrir cáncer de próstata.

Aceite de pescado con omega-3: Aunque no es absolutamente necesario tomar un suplemento de aceite de pescado con omega-3, las personas que no consumen al menos una porción de pescado cada semana, probablemente no están recibiendo los nutrientes necesarios de los alimentos. Diversas investigaciones han mostrado que los ácidos grasos omega-3 juegan un papel importante en todos los sistemas corporales, y que el que se obtiene del aceite de pescado es el omega-3 más concentrado de todos. Existen dos tipos de omega-3 provenientes del aceite de pescado: el EPA (ácido eicosapentaenoico) y el DHA (ácido docosahexaenoico). Los suplementos de aceite de pescado equilibran estos ácidos grasos de distintas formas, así que lea la etiqueta y elija una marca prestigiosa que contenga al menos 650 miligramos de EPA y DHA combinados (tendrás que añadir algunos gramos de otras fuentes). Nota: No tomes aceite de hígado de bacalao porque contiene una dosis muy alta de vitamina A.

Mantén las cápsulas de aceite de pescado en el refrigerador para evitar que se pongan rancias (y para masticarlas con mayor facilidad). Si sientes que te dejan mal aliento, adquiere suplementos recubiertos, los cuales pasarán por el estómago sin dejar huella y se dirigirán directamente a los intestinos. Consúmelos siempre con alimentos y una gran cantidad de agua.

EN MATERIA DE SALUD:

*L*a dieta de tu vida es apropiada para personas que tienen diabetes tipo 2, y/o factores de riesgo cardiovascular. Las comidas y los refrigerios contienen carbohidratos moderados. Desde una perspectiva cardiovascular, he incluido solo ingredientes saludables para el corazón, los cuales te ayudarán a reducir los niveles de colesterol y a estabilizar tu presión sanguínea... al mismo tiempo que pierdes peso.

¡Comienza!

El Primer paso establece las estructuras básicas de *La dieta de tu vida*. Algunos de los parámetros cambiarán mientras vas de un paso a otro. Si sigues los programas de comidas, no tendrás que aprenderte la lista de memoria porque las reglas aparecen allí.

Reglas para alimentos del Primer paso: **Lo permitido y lo prohibido**

La dieta de tu vida tiene reglas muy específicas que hacen que la dieta funcione. Para una pérdida de peso óptima, sigue atentamente lo permitido y lo prohibido. Comencemos con lo prohibido:

✗ **1. NO...** le agregues azúcar ni edulcorantes naturales (incluyendo miel y stevia) a nada.

✗ **2. NO...** utilices edulcorantes artificiales.

✗ **3. NO...** tomes bebidas "dietéticas" con edulcorantes artificiales.

✗ **4. NO...** consumas alimentos procesados.

✗ **5. NO...** le agregues sal a nada.

✗ **6. NO...** bebas alcohol.

✗ **7. NO...** consumas alimentos que no estén en la lista "Permitida".

✗ **8. NO...** comas almidones durante o después de la cena.

Ahora veamos lo permitido:

✓ 1. **COME** en horas fijas y disfruta tres comidas diarias y un refrigerio en la tarde.

✓ 2. **BEBE** mucha agua durante el día, incluyendo dos vasos de 8 onzas *antes* del almuerzo y de la cena. (El agua debe consumirse con 30 minutos de anticipación). Bebe toda el agua que quieras durante las comidas y a lo largo del día, particularmente si sientes hambre.

✓ 3. **COMIENZA** la cena con la Ensalada para la cena VIDA o la Sopa de vegetales VIDA (ver las recetas en la pág. 66).

✓ 4. **CONSUME** los alimentos de la Lista ilimitada (pág. 41). Puedes disfrutar de estos alimentos en cantidades ilimitadas y a cualquier hora del día, particularmente cuando sientas hambre entre las comidas y el refrigerio.

✓ 5. **PUEDES** intercambiar comidas o ingredientes pertenecientes a las mismas categorías.

✓ 6. **DISFRUTA** de las comidas que aparecen en las Opciones de restaurantes VIDA si comes fuera de casa.

✓ 7. **PUEDES** repetir una comida o receta favorita tantas veces como quieras durante la semana.

✓ 8. **HAZ** ejercicio por un mínimo de 30 minutos diarios, los siete días de la primera semana (ver la pág. 268 para los parámetros de ejercicios del Primer paso).

Podrías preguntarte a qué se debe la regla de no consumir almidones en la cena. Los almidones son una clase particular de carbohidratos conformados por una larga cadena de azúcares simples. Aunque muchos almidones son muy saludables, también tienen muchas calorías comparados con los vegetales que no son almidonados. Y como los almidones tienen buen sabor y su textura suave es muy agradable al paladar, tendemos a comerlos en exceso. Es por eso que prohíbo los almidones a la hora de la cena durante el Primer paso. Esta estrategia ha sido extremadamente exitosa con miles de mis clientes y sé que funciona. Algunos almidones son: arroz, pasta, pan, cereales, cebada, trigo sarraceno, bulgur, quinua, papas (blancas), camote, arvejas (chícharos), frijoles ojinegros, maíz, chirivía, yuca, taro, plátanos, lentejas, garbanzos, habas, frijoles blancos y todos los almidonados (porotos, negros, judías, blancos, rosados, rojos, habas chinas (broad), poroto pallar (butter), Great Northern, cannellini y de soya).

primer paso

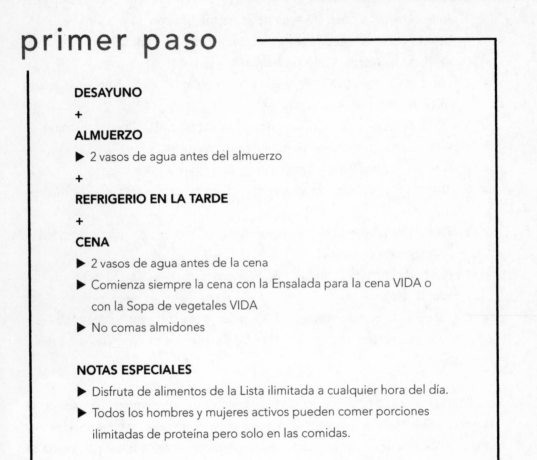

DESAYUNO

+

ALMUERZO

▶ 2 vasos de agua antes del almuerzo

+

REFRIGERIO EN LA TARDE

+

CENA

▶ 2 vasos de agua antes de la cena

▶ Comienza siempre la cena con la Ensalada para la cena VIDA o con la Sopa de vegetales VIDA

▶ No comas almidones

NOTAS ESPECIALES

▶ Disfruta de alimentos de la Lista ilimitada a cualquier hora del día.

▶ Todos los hombres y mujeres activos pueden comer porciones ilimitadas de proteína pero solo en las comidas.

en resumen

Sobre el alcohol...

Aunque muchos médicos "recomiendan" actualmente una copa diaria de vino tinto para la salud del corazón, el alcohol puede sabotear los planes cuando se trata de perder peso. El alcohol desinhibe, lo cual podría llevarte a traspasar los límites de tu programa de comidas. En otras palabras, tendrás más probabilidades de comer en exceso o de sucumbir a la tentación de comer por ejemplo un pedazo de torta. El alcohol también añade calorías. La cerveza tipo *light* contiene el menor número de calorías (100), pero el número de éstas aumenta a partir de allí. Una cerveza normal contiene 150 calorías, un "*appletini*" y las demás variaciones de martini contienen alrededor de 250 calorías. Mientras tanto, una margarita de tamaño grande puede contener hasta 900 calorías. El alcohol no está permitido en el Primer paso, pero más adelante podrás elegirlo como uno de tus Extras saludables VIDA.

Es probable que pensemos que los edulcorantes artificiales y las sodas dietéticas están permitidos en todas las dietas. Sin embargo, pertenecen a la lista de los alimentos que deben evitarse durante el Primer paso y están en consonancia con la meta de la primera fase: liberarse de hábitos alimenticios destructivos. Es probable que los alimentos que contienen edulcorantes artificiales no tengan tantas calorías como los que contienen azúcar, pero mantienen la dulzura en nuestras mentes y papilas gustativas. Y no podrás liberarte de la compulsión de comer dulces si hay algo que te los recuerda constantemente. Este método de suspensión abrupta para liberarte de los hábitos de consumir sodas/golosinas/galletas, puede ser difícil, particularmente si tienes debilidad por los dulces, pero es la mejor forma de eliminar esos hábitos perjudiciales para la salud y seguir adelante.

DEVYN COOK

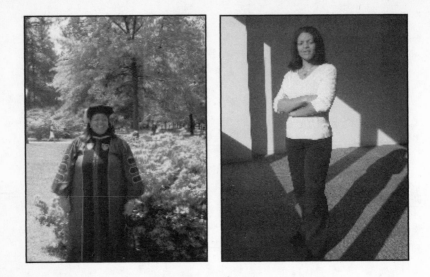

LIBRAS PERDIDAS: ¡167!

EDAD: 29

ESTATURA: 5'5"

ANTES: 331 libras, talla 28

DESPUÉS: 164 libras, talla 8

LOGROS DE DELGADA: ¡Correr! Recuerdo que pensaba que sería fantástico si pudiera correr una sola milla sin "morirme". Ahora corro 10 millas, y pronto participaré en una media maratón. Nunca pensé que pudiera hacerlo y que me gustaría.

DESAFÍOS DE DELGADA: Son muchos los alimentos que me producen ansias: pan, galletas, helados, papas fritas. Procuro no llevar nada de esto a mi casa, pues desaparecerían en un día si lo hiciera.

PALABRAS SABIAS: Trata de no ponerle fecha a tu pérdida de peso. Me alegro que nadie me hubiera dicho al comienzo que tardaría tres años en perder el peso, pues no sé si habría seguido con el programa.

¿TE SUCEDIÓ ALGO QUE TE HAYA MOTIVADO A PERDER PESO?

Trabajaba en Lane Bryant, una tienda de ropa para mujeres con sobrepeso. Un día me probé unos pantalones de la talla más grande que había y tuve problemas para que me entraran. Eso fue terrible. Yo sabía que era gorda, pero en ese momento todo alcanzó un nivel insospechado. Al día siguiente entré a un gimnasio.

¿TUVISTE DIFICULTADES PARA COMENZAR A HACER EJERCICIO?

Sí; fue difícil, pero ahora me encanta. Comencé con la banda caminadora, y luego empecé a trotar. Caminaba 10 minutos y trotaba uno. Aumenté la cantidad de tiempo que corría de forma gradual. La primera vez que lo hice fue durante el día de Acción de Gracias de 2006. Siempre había visto personas corriendo en las calles y en los parques, y me dije: "¡Ya soy una de ellas!". También intenté patinar y recientemente comencé a practicar *kickboxing* con un entrenador personal. Es muy emocionante; creo que anteriormente no habría podido hacer nada de eso.

¿CÓMO ENCONTRASTE LA MOTIVACIÓN?

Cuando me sentía frustrada o desanimada, hacía una lista de las cosas que podía hacer en ese momento, pero no anteriormente; por ejemplo, correr para tomar el tren o el autobús, o pasar los torniquetes del metro sin problemas. Cuando leo la lista me doy cuenta de lo lejos que he llegado y eso me ayuda mucho. Todas esas pequeñas cosas van sumando. Las personas que siempre han sido delgadas dan esto por sentado.

LECCIONES APRENDIDAS DE *LA DIETA DE TU VIDA*

EVITA LOS ALIMENTOS PROVOCADORES. *Éstos son los alimentos que no puedes parar de comer una vez que te los llevas a la boca. Los más comunes son el helado, las papitas fritas, el cereal para el desayuno y la mantequilla de maní. Aléjate de tus alimentos provocadores sin importar cuáles sean. Sácalos de tu casa y no los pruebes. Lo digo en serio.*

Alimentos permitidos
en el Primer paso

Estos son los alimentos que forman parte de los menús que utilizarás durante los siete días del Primer paso (y algunos más). Utiliza esta lista para cambiar o reemplazar los alimentos que no te gusten. Por ejemplo, puedes sustituir una porción de carne o de proteína permitida por otra que figure en la lista. Digamos que ya has comido tu dosis de pollo y no quieres comerlo de nuevo en la Ensalada César del Día 2: puedes reemplazarlo por una porción equivalente de salmón o camarones. Si no quieres comer pescado asado el Día 6, puedes reemplazarlo por lomo de cerdo. De igual manera, puedes cambiar o añadir todos y cualquiera de los vegetales no almidonados que aparecen en el plan de comidas. Por ejemplo, la cena del Día 2 es Espinacas salteadas, pero puedes sustituirlas por Brócoli al vapor, Tomates estofados o Espárragos a la brasa. Recuerda consumir SIEMPRE las mismas porciones designadas. También puedes cambiar comidas enteras. Por ejemplo, si el almuerzo del Día 3 es Hamburguesa de pavo con vegetales pero prefieres reemplazarla por la Ensalada de atún con pita que aparece en el Día 5, no hay ningún problema. Si tu cena del Día 6 es Salmón a la parrilla pero prefieres el Pollo asado a la parmesana del Día 5, tampoco hay ningún problema. Si no te gusta el refrigerio de la tarde que aparece en un día determinado, puedes consumir otro de la lista de refrigerios. Es decir, es perfectamente aceptable si quieres repetir algún alimento, o prepararlo en grandes cantidades para consumirlo durante la semana. Puedes repetir un menú o una comida tantas veces como quieras durante la semana. Si te gusta el desayuno del lunes, puedes desayunar eso los siete días de la semana. Todos los desayunos son intercambiables, y lo mismo sucede con los almuerzos y las cenas. Pero *no puedes* comer una cena al desayuno o viceversa. Si quieres repetir algo, debe pertenecer a la misma categoría de comidas.

También hay alimentos que puedes comer a cualquier hora, en cualquier lugar y en la cantidad que desees. Los he incluido en la "Lista ilimitada de alimentos y bebidas". Se trata de alimentos saludables y bajos en calorías, almidones y azúcares naturales que no pondrán en peligro tu pérdida de peso. Por lo que me han dicho mis clientes, puedo asegurarte que aprenderás a adorar estos alimentos, aunque ahora mismo no sean tus favoritos. Asimismo, te darán una mayor libertad para programar tus comidas. Por ejemplo, en vez de tener que decidir entre Espinacas salteadas, Brócoli al vapor, Tomates estofados y Espárragos asados, puedes comerlos todos, *además* de los otros alimentos incluidos en la comida. Esta es la gran ventaja de los alimentos "ilimitados".

En los últimos capítulos te explicaré cómo elegir adecuadamente tus alimentos durante las celebraciones y festividades, en las que grandes cantidades de comida aparecen "misteriosamente" en los platos (¿o acaso sucede solo en mi familia?). No quiero que esperes más: comencemos de una vez.

Alimentos permitidos en las comidas

*(En mi página www.JoyBauer.com encontrarás listas de alimentos permitidos en cada paso. Puedes imprimirlas y guardarlas en tu billetera).

Carnes

Solo cortes magros:
- ✦ Cuarto trasero inferior (*Bottom round*)
- ✦ Búfalo
- ✦ *Filet mignon*
- ✦ Falda
- ✦ *London broil*
- ✦ Lomito (*Sirloin*)
- ✦ Cuarto trasero superior (*Top round*)
- ✦ Ternera
- ✦ Venado

Aves (sin piel)

- ✦ Pechuga de pollo
- ✦ Muslos de pollo

- ✦ Carne de pollo molida (90% magra, o más)
- ✦ Gallina (variedad *Cornish hen*)
- ✦ Avestruz
- ✦ Pechuga de pavo
- ✦ Hamburguesas de pavo (magras)
- ✦ Muslos de pavo
- ✦ Carne de pavo molida (90% magra, o más)

Cerdo

- ✦ Lomo de cerdo

Pescado y mariscos

- ✦ Anchoas
- ✦ Bagre
- ✦ Almejas
- ✦ Bacalao
- ✦ Cangrejo (fresco o enlatado)
- ✦ Platija (*Flounder*)
- ✦ Eglefino (*Haddock*)
- ✦ *Halibut*
- ✦ Langosta
- ✦ Macarela (solo Atlántica)
- ✦ *Mahi mahi*
- ✦ Mejillones
- ✦ Ostras
- ✦ Pargo rojo
- ✦ Salmón silvestre (fresco o enlatado)
- ✦ Sardinas
- ✦ Escalope
- ✦ Camarones
- ✦ Lenguado

- ✦ Tilapia
- ✦ Trucha
- ✦ Atún *light* (empacado en agua)
- ✦ Pescado blanco

Huevos

- ✦ Claras de huevo
- ✦ Sustituto de huevo

Proteínas veganas

- ✦ Leche de soya (*light*/baja en grasas)
- ✦ yogur de soya (sin grasas o bajo en grasas)
- ✦ *Tempeh*
- ✦ Tofu
- ✦ Queso vegano (sin grasas o bajo en grasas)
- ✦ Hamburguesas vegetarianas
- ✦ Gluten de trigo (*seitan*)

Lácteos

- ✦ Queso sin grasas (todas las variedades)
- ✦ Queso bajo en grasas (todas las variedades)
- ✦ Queso parmesano
- ✦ Yogur griego (sin grasas)
- ✦ Yogur sin sabor o de vainilla sin grasas (y sin edulcorantes artificiales)

Vegetales (únicamente los no almidonados)

- ✦ Alcachofas y corazones de alcachofa
- ✦ Espárragos
- ✦ Frijoles no almidonados: verdes, amarillos, italianos y tipo *wax*.

- ✦ Remolacha
- ✦ Col china (Bok choy)
- ✦ Brócoli
- ✦ Brócoli rabe
- ✦ Brocolini
- ✦ Repollitos de Bruselas
- ✦ Col
- ✦ Zanahorias
- ✦ Coliflor
- ✦ Apio
- ✦ Vegetales de hojas verdes oscuras:
  - ✦ Hojas de remolacha
  - ✦ Coles
  - ✦ Hojas de diente de león
  - ✦ Berza (Kale)
  - ✦ Hojas de mostaza
  - ✦ Espinaca
  - ✦ Acelga
  - ✦ Hojas de nabo
- ✦ Berenjena
- ✦ Eneldo
- ✦ Ajo
- ✦ Cebolla verde (cebollín)
- ✦ Jícama
- ✦ Puerro
- ✦ Lechugas:
  - ✦ Rúgula
  - ✦ Endivia
  - ✦ *Escarole*
  - ✦ *Iceberg*
  - ✦ Mezcla de hojas verdes
  - ✦ Romana

- ✦ Mezcla de vegetales sin maíz, frijoles almidonados, arvejas, pasta ni salsas de ningún tipo
- ✦ Champiñones
- ✦ Quingombó (*Okra*)
- ✦ Cebolla
- ✦ Pimientos (todas las variedades)
- ✦ Pepinillos encurtidos
- ✦ Calabaza (fresca, congelada o enlatada, debe ser calabaza 100% pura sin azúcar agregada)
- ✦ *Radicchio*
- ✦ Rábanos
- ✦ Pimientos rojos asados (escúrrelos si vienen empacados en aceite)
- ✦ Vegetales marinos (algas, *nori*, etc.)
- ✦ Chalotes
- ✦ Arvejas (*Snow peas*)
- ✦ Calabaza espagueti
- ✦ Retoños y brotes germinados
- ✦ Calabaza de verano (amarilla)
- ✦ Tomate
- ✦ Castañas de agua
- ✦ Berro
- ✦ *Zucchini*

Granos integrales

Los granos integrales están incorporados en los menús del Segundo paso *solo* en las recetas específicas para desayunos y almuerzos, y en algunas opciones de refrigerios. Consume granos integrales solo cuando se especifiquen para una comida en particular, y examina el tamaño de la porción cuidadosamente.

- ✦ Mini pan pita de trigo integral (no más de 70 calorías)
- ✦ Pan de trigo integral bajo en calorías (no más de 45 por tajada)

- ✦ Galletas de arroz (de 45 calorías o menos)
- ✦ Germen de trigo
- ✦ Pan de cereales integrales (cualquier marca en la que aparezca "trigo integral" como el primer ingrediente de la lista)
- ✦ Cereal integral (cualquier marca con 120 calorías o menos por ¾ a 1 taza, con un máximo de 6 g de azúcar y un mínimo de 3 gramos de fibra)
- ✦ Avena integral (sin sabor, en hojuelas, tradicional, o instantánea)

Frutas

Las frutas se incorporan en el menú del Primer paso *solo* en recetas específicas de desayunos, almuerzos y cenas, así como en algunas opciones de refrigerio en la tarde. Consume frutas solo si están incluidas en una comida. Toma nota cuidadosa de consumir solo la cantidad enumerada: Algunas comidas sugieren "media porción" y otras sugieren una "porción entera". Nota: Asegúrate de consumir la porción correcta al sustituir alimentos.

Opciones de MEDIA porción de fruta
- ✦ Manzana: 1 pequeña (del tamaño de la palma de la mano)
- ✦ Albaricoque: 6 mitades deshidratados o 3 enteros (frescos o deshidratados)
- ✦ Banana: ½ de tamaño mediano
- ✦ Bayas o frutos del bosque: ¾ de taza de arándanos, frambuesas, moras, moras de Castilla (*boysenberries*), o fresas partidas sin azúcar, frescas o congeladas; o 10 fresas enteras
- ✦ Melón: ¼ mediano, o 1 taza en cubos
- ✦ Cerezas (frescas): ½ taza (10 enteras aprox.)
- ✦ Clementinas: 2
- ✦ Ensalada de frutas: ½ taza de ensalada natural (sin azúcar)
- ✦ Pomelo o toronja: ½ (roja, rosada o blanca)
- ✦ Uvas (sin semillas): ½ taza (rojas, púrpuras, verdes o negras)
- ✦ Melón: 1 taza en cubos
- ✦ Kiwi: 1 entero
- ✦ Mango: ½ taza de trozos congelados (sin azúcar)

- ✦ Melocotón: 1 entero
- ✦ Naranja: 1 mediana
- ✦ Papaya (fresca): 1 taza en cubos
- ✦ Durazno: 1 entero
- ✦ Pera: ½ grande o 1 pequeña
- ✦ Piña en trozos (fresca): ½ taza
- ✦ Ciruela: 1 grande
- ✦ Granada: ½ de tamaño mediano
- ✦ Ciruelas pasas: 3
- ✦ Uvas pasas: 2 cucharadas
- ✦ Mandarina: 1 entera
- ✦ Sandía: 1 taza en cubos

Opciones de frutas ENTERAS

- ✦ Manzana: 1 grande
- ✦ Albaricoque: 12 mitades deshidratados o 6 enteros (frescos o deshidratados)
- ✦ Banana: 1 entera
- ✦ Bayas o frutos del bosque: 1½ tazas de arándanos, frambuesas, moras, moras de Castilla o fresas partidas sin azúcar, frescas o congeladas (o 20 fresas enteras)
- ✦ *Cantaloupe*: ½ de tamaño mediano o 2 tazas en cubos
- ✦ Cerezas (frescas): 1 taza (20 enteras aprox.)
- ✦ Clementinas: 3
- ✦ Ensalada de frutas: 1 taza de ensalada natural (sin azúcar)
- ✦ Toronja o pomelo: 1 entera (roja, rosada o blanca)
- ✦ Uvas (sin semillas): 1 taza (rojas, púrpuras, verdes o negras)
- ✦ Melón: 2 tazas en cubos
- ✦ Kiwi: 2 enteros
- ✦ Mango: ½ taza de trozos frescos o congelados (sin azúcar)
- ✦ Melocotón: 2 enteros
- ✦ Naranja: 2 medianas
- ✦ Papaya (fresca): 2 tazas en cubos
- ✦ Durazno: 2 grandes

- ✦ Pera: 1 grande
- ✦ Piña en trozos (fresca): 1 taza
- ✦ Ciruela: 2 grandes
- ✦ Granada: 1 mediana
- ✦ Ciruelas pasas: 6
- ✦ Uvas pasas: ¼ taza
- ✦ Mandarina: 2
- ✦ Sandía: 2 tazas en cubos

FRUTAS FUERA DE TEMPORADA

Muchas de las comidas del Primer paso incluyen bayas frescas como opción de fruta. Las bayas fuera de temporada no suelen estar maduras y su precio es muy elevado. Si quieres comer arándanos, fresas, moras o frambuesas en invierno, búscalas congeladas y empacadas. Las bayas congeladas tienen casi el mismo contenido nutricional, y pueden ser mucho más baratas y tener mejor sabor que las frescas durante el invierno. Asegúrate de que no contengan ningún tipo de sirope, azúcar, o ningún otro aditivo con calorías innecesarias. Mide los tamaños de porciones que aparecen en tu programa de comidas mientras las bayas están congeladas, y guarda el resto en el congelador. Luego, simplemente descongélalas en el microondas o guárdalas en el refrigerador desde la noche anterior. Algunas tiendas venden mango y duraznos congelados: aprovéchalos para incrementar tu consumo de frutas.

Adobos, condimentos, aderezos y grasas saludables

Tu programa de comidas del Primer paso utiliza los siguientes ingredientes para darles sabor y realzar tus comidas. Algunos de estos condimentos, como el vinagre, la mostaza y la salsa picante también están incluidos en la Lista ilimitada (ver pág. 41), así que puedes utilizarlos en las cantidades que desees en CUALQUIER comida o refrigerio, independientemente de si las comidas los mencionan o no. Para los artículos que no se encuentren en la Lista ilimitada, como por ejemplo, el *ketchup*, la mayonesa y los aderezos para ensalada, consume siempre las porciones indicadas en tu programa de comidas.

- ✦ Aguacate
- ✦ Chiles o ajíes, frescos o enlatados en vinagre/agua
- ✦ Extractos (vainilla, almendra, menta, etc.)
- ✦ Rábano picante
- ✦ Salsa picante
- ✦ *Ketchup*
- ✦ Limón amarillo fresco
- ✦ Limón verde fresco
- ✦ Salsa marinara (elige las marcas con 60 calorías o menos por porción de media taza)
- ✦ Mayonesa baja en grasas (cualquier marca con 25 calorías o menos por cucharada)
- ✦ Mostaza (común, con especias, Dijon, o tipo "*brown*")
- ✦ Aceite de cocina en aerosol (cualquier variedad)
- ✦ Frutos secos (almendras, pistachos, nueces, etc.)
- ✦ Mantequilla de frutos secos (de maní, soya, almendras, etc.)
- ✦ Aceite de oliva
- ✦ Aderezo César para ensalada (utiliza solo para la opción de ensalada César al almuerzo; cualquier marca que no contenga más de 80 calorías por dos cucharadas)
- ✦ Aderezo para ensalada bajo en calorías (cualquier marca que no contenga más de 40 calorías por dos cucharadas)
- ✦ Aderezo para ensalada, cualquiera de las recetas de *La dieta de tu vida* (pág. 63)
- ✦ Salsa (suave o picante; de cualquier marca, sin azúcar agregada ni sirope de maíz)
- ✦ Salsa de soya baja en sodio

- ✦ Salsa *teriyaki* baja en sodio
- ✦ Vinagre de cualquier tipo (no vinagreta)
- ✦ *Wasabi*
- ✦ Hierbas y especias
  - ✦ Pimienta de Jamaica
  - ✦ Semillas de anís
  - ✦ Albahaca
  - ✦ Hojas de laurel
  - ✦ Cardamomo
  - ✦ Pimienta de Cayena
  - ✦ Semillas de apio
  - ✦ Chile en polvo
  - ✦ Cinco especias chinas
  - ✦ Cebollino
  - ✦ Cilantro
  - ✦ Canela
  - ✦ Clavos
  - ✦ Coriandro
  - ✦ Comino
  - ✦ Curry en polvo
  - ✦ Eneldo
  - ✦ Ajo en polvo
  - ✦ Jengibre
  - ✦ Limonaria o hierba de limón
  - ✦ Mejorana
  - ✦ Menta
  - ✦ Mostaza
  - ✦ Semillas de mostaza
  - ✦ Nuez moscada
  - ✦ Adobo "*Old Bay*"
  - ✦ Cebolla en polvo
  - ✦ Orégano

- ✦ Páprika
- ✦ Perejil
- ✦ Pimienta molida o entera
- ✦ Condimento de pastel de calabaza
- ✦ Chile en hojuelas
- ✦ Romero
- ✦ Salvia
- ✦ Mezcla de condimentos (sin azúcar ni sal agregada)
- ✦ Estragón
- ✦ Tomillo
- ✦ Cúrcuma

CAFÉS CON SABORES NATURALES Y CERO CALORÍAS

Estas son dos formas de realzar el sabor de tu café:

1. Agrega uno de los siguientes ingredientes al filtro de café antes de prepararlo (para una jarra de 6 a 8 tazas):

Café con canela: 1 cucharadita de canela

Café con nuez moscada: ½ cucharadita de nuez moscada

Café "cosecha de otoño": 1 cucharadita de condimento de pastel de calabaza

2. Agrega uno de los siguientes ingredientes al filtro de café antes de prepararlo (para una jarra de 6 a 8 tazas):

Café con vainilla: 1 cucharadita de extracto de vainilla

Café con almendras: ¼ de cucharadita de extracto de almendra

Bebidas

- ✦ Club soda
- ✦ Café sin edulcorantes naturales o artificiales, incluyendo azúcar o stevia. Sin crema ni leche entera. Puedes agregar leche al 1% o leche de soya baja en grasa.
- ✦ Café con sabores naturales sin calorías y sin edulcorantes naturales y artificiales
- ✦ *Agua seltzer* (sin sabor o con sabores naturales)
- ✦ Agua mineral con gas
- ✦ Té negro, blanco, verde, de hierbas (sin edulcorantes naturales o artificiales, incluyendo azúcar, miel y stevia)
- ✦ Agua
- ✦ Aguas con sabores naturales, sin calorías

AGUAS CON SABORES NATURALES Y SIN CALORÍAS

Estas aguas son tan simples que te pueden sorprender lo refrescantes y satisfactorias que son.

Comienza con un vaso de agua mineral fría y agrega una de las siguientes combinaciones:

Rodaja de limón y ramito de tomillo

Rodaja de limón y ramito de romero

Rodaja de pepino y hojas de menta maceradas

Rodaja de naranja y otra de limón

Rodaja de limón y hojas de menta maceradas

Dos fresas en rodajas y hojas de menta maceradas

Rodaja de pomelo y un tallo de limonaria macerado y triturado

Rodaja de pomelo y un ramito de romero.

Lista de refrigerios aceptados en la tarde

Puedes sustituir los refrigerios de la tarde que aparecen en tu menú por las siguientes opciones. Consume uno por día y préstale especial atención a las porciones indicadas.

Opciones de queso

- ✦ 1 onza de queso magro o sin grasas con todas las barritas de apio con pimienta que desees
- ✦ 1 onza de queso magro o sin grasas con 1 mini pan pita integral (no más de 70 calorías) o una galleta de arroz
- ✦ 1 onza de queso magro o sin grasas con 10 almendras crudas o 15 pistachos
- ✦ 1 barra de queso parcialmente descremado con MEDIA porción de fruta (ver la lista)
- ✦ 4 cucharadas rasas de queso crema bajo en grasas con todos los tallos de apio que desees
- ✦ ½ taza de queso *cottage* magro o sin grasas, con MEDIA porción de fruta
- ✦ ½ taza de queso *cottage* magro o sin grasas con cantidades ilimitadas de vegetales sin almidones (tomates tipo *cherry*, pimiento rojo en julianas, apio o zanahoria *baby*)
- ✦ ¾ de taza de queso *cottage* magro o sin grasas, solo o con canela
- ✦ 1 tostada de pan integral bajo en calorías (cualquier marca con 45 calorías o menos) con 1 onza de queso tajado magro o sin grasas y rodajas de tomate opcionales
- ✦ 1 tostada de pan integral baja en calorías (cualquier marca que tenga 45 calorías o menos por tajada) con 1 cucharada rasa de queso crema bajo en grasas

Opciones de yogur

- ✦ 8 onzas de yogur natural, griego o de vainilla sin grasas (ni edulcorantes artificiales)

+ 6 onzas de yogur natural, griego o de vainilla sin grasas (ni edulcorantes artificiales), con 2 cucharadas de germen de trigo o semillas de linaza molidas
+ 6 onzas de yogur natural, griego o de vainilla sin grasas (ni edulcorantes artificiales), con MEDIA porción de fruta

Opciones de frutos secos y mantequilla de frutos secos

+ 10 almendras crudas o 15 pistachos, y MEDIA porción de fruta
+ 10 almendras crudas o 15 pistachos, y ½ taza de salsa de manzana natural
sin azúcar agregada
+ 20 almendras crudas
+ 30 pistachos
+ 2 cucharadas rasas de mantequilla de maní natural y MEDIA porción de
fruta (por ejemplo, ½ banana o 1 manzana pequeña)
+ 1 cucharada rasa de mantequilla de maní natural y los tallos de apio que
desees
+ 1 tostada de pan integral bajo en calorías (cualquier marca que tenga 45
calorías o menos por tajada) con 1 cucharada rasa de mantequilla de maní
natural

Opciones de fruta

+ 1 banana congelada
+ 1 taza de uvas congeladas
+ Una porción de fruta entera
+ 1 naranja (o MEDIA porción de otra fruta) y un mini pan pita integral (que
no tenga más de 70 calorías)

Otras opciones

+ 4 onzas de pechuga de pavo con lechuga y mostaza
+ 1 mini pan pita integral (máximo 70 calorías) con 2 cucharadas rasas de
hummus

- ¼ de taza de *hummus* con todas las rodajas de pepino, barras de apio, y/o pimientos rojos, amarillos y verdes en julianas que desees
- 1 taza de frijoles *edamame* cocinados con las vainas (frijoles de soya verdes frescos o congelados)

UN PAQUETE DE GOMA DE MASCAR SIN AZÚCAR

Observar a mis clientes me ha enseñado que la goma de mascar sin azúcar puede ser un recurso fantástico para hacer una dieta. La goma de mascar, o chicle, hará que dejes de probar alimentos una y otra vez mientras los preparas, podrás masticar chicle en lugar de comer galletas cuando te sientas aburrido, y tus papilas gustativas se llenarán de sabor. Adicionalmente, y tal como lo sabe casi todo el mundo, cuatro de cada cinco odontólogos recomiendan masticar chicle si no puedes cepillarte los dientes después de comer, porque ayuda a limpiar los pequeños residuos de comida alojados entre los dientes. Yo siempre llevo un paquete en mi bolso; es un "vicio" saludable.

Lista ilimitada de alimentos y bebidas

Disfrútalos en cantidades ilimitadas y a cualquier hora del día.

- **¡TODOS los vegetales no almidonados! (ver la lista de vegetales en la pág. 29)**
- Club soda (con jugo fresco de limón opcional)
- Café (negro, con leche al 1 por ciento, o leche de soya, sin edulcorantes naturales o artificiales)
- Café cero calorías con sabor natural y sin azúcar (ver recetas en la pág. 37)

TÉ DE MENTA VERANIEGO

Una bebida puede ser muy agradable sin necesidad de contener azúcar. Para comprobarlo, pruebe mi receta de té helado:

4 bolsitas de té de menta

2 bolsitas de té negro

Una pizca de bicarbonato de sodio (⅛ de cucharadita aprox.)

4 tazas de agua caliente

4 tazas de agua fría

Cascos de limón (opcional)

Introduce las bolsitas de té y el bicarbonato de sodio en una jarra mediana (el bicarbonato hace que el té helado sea más suave y menos amargo). Agrega el agua caliente. Deja las bolsas de té en infusión de 5 a 10 minutos, dependiendo de qué tan concentrado lo quieres. Retira las bolsas y añade el agua fría. Deja enfriar a temperatura ambiente por un mínimo de 30 minutos y refrigera para evitar que el té se ponga lechoso. Sirve con hielo y adorna con rodajas de limón.

✦ Extractos (vainilla, almendra, menta, etc.)

✦ Hierbas y especias (ver la lista en la pág. 36)

✦ Rábano picante

✦ Salsa picante

✦ Rodajas de limón verde y amarillo

✦ Caldo bajo en sodio

✦ Mostaza (regular, Dijon, con especias o tipo *"brown"*)

- ✦ Aceite de cocina en aerosol
- ✦ Vinagreta para ensaladas con balsámico VIDA
- ✦ Agua *seltzer* (sin sabor o con sabores naturales, o con jugo de limón fresco opcionales)
- ✦ Agua mineral con gas
- ✦ Té (helado o caliente, con limón o leche magra, al 1%, o con leche de soya; sin edulcorantes naturales o artificiales)
- ✦ Vinagre (cualquier variedad)
- ✦ *Wasabi*
- ✦ Agua (con jugo de limón fresco, opcional)
- ✦ Aguas con sabores naturales y cero calorías (ver receta en la pág. 38)

LISA DREHER

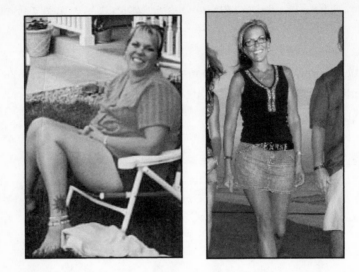

LIBRAS PERDIDAS: ¡125!

EDAD: 34

ESTATURA: 5'7"

ANTES: 250 libras, talla 22

DESPUÉS: 125 libras, talla 4

LOGROS DE DELGADA: Pasé de no hacer ejercicio a caminar siete millas y a saltar la cuerda 900 veces todos los días.

DESAFÍOS DE DELGADA: Mantenerme activa durante las nevadas de invierno.

PALABRAS SABIAS: Si te metes en la cabeza y en tu corazón que vas a perder peso, lo harás. Y cuando cambies tu forma de vida, esos nuevos hábitos serán tan automáticos como despertarte y cepillarte los dientes o el cabello. No tiene por qué ser una lucha por el resto de tu vida.

Mi papá sufrió un ataque al corazón. Él es un hombre corpulento, es la roca de la familia; es mi mejor amigo y eso me dolió profundamente. Lo acompañé a todas las citas médicas. Nos dijeron lo que debía hacer para tener un corazón más saludable, y entonces decidí cambiar mi estilo de cocinar para prepararle alimentos apropiados y saludables. Mi papá no perdió peso, pero yo sí.

"SECRETOS" EN LA PÉRDIDA DE PESO

No se trata de milagros, sino de cambiar tu vida entera. Cuando era más joven, mi abuela de Kentucky me enseñó a preparar comida sureña: todo era frito o bañado en mantequilla. ¡Utilizaba cuatro barras de mantequilla al día! Pero dejé de hacerlo y tampoco utilizo azúcar. Mi médico me dijo que comer a altas horas de la noche hace que el corazón tenga que trabajar más, así que no volví a hacerlo. Nuestros vecinos saben que si quieren invitarnos a cenar, debe ser en las primeras horas de la noche. Es un pequeño sacrificio por el bien de mi salud.

LA MEJOR PARTE...

Me siento veinte años más joven: ¡como una adolescente!

LECCIONES APRENDIDAS DE *LA DIETA DE TU VIDA*

NO INGIERAS ALIMENTOS A ALTAS HORAS DE LA NOCHE. *Muchas personas consumen la mayoría de las calorías a esas horas al ingerir helados, galletas, papitas fritas, palomitas de maíz y otras golosinas. Suprime todo eso durante la noche. Bebe una infusión de hierbas o mastica una barra de chicle. Cepíllate los dientes, utiliza seda dental y cierra la cocina hasta el día siguiente.*

CÓMO INGERIR SIEMPRE LAS PORCIONES ADECUADAS

- Aunque puedes aprender a medir las porciones adecuadas con tus ojos, deberías pensar en comprar una báscula de cocina pequeña, la cual te permitirá pesar con exactitud las cantidades de alimentos.
- Si compras carne y aves, puedes pedirle al carnicero que te las corte. Por ejemplo, pide una libra de pechuga de pollo dividida en cuatro paquetes de 4 onzas; así tendrás porciones del mismo tamaño que podrás congelar o preparar de inmediato.
- Utiliza tazas y cucharas para medir cereales, aderezos para ensaladas, condimentos, el queso *cottage* y el yogur.
- Compra un juego de recipientes de 1 y de 2 tazas y utilízalos para medir tus alimentos. Puedes llenar por ejemplo un recipiente de 1 taza hasta la mitad: así tendrás la cantidad apropiada de queso *cottage*, arroz, etc.
- Visualiza las porciones adecuadas comparándolas con objetos comunes. Por ejemplo:

PARA LAS PROTEÍNAS:

- 3 onzas de carne de aves, cerdo o pescado equivalen a un juego de naipes o a la palma de la mano.
- Filete de pescado de 3 onzas = una chequera
- 5 onzas de carne de aves, cerdo o pescado = aproximadamente ½ juego de naipes.

PARA LOS LÁCTEOS:

- ½ taza de queso *cottage* = la mitad de una pelota de béisbol o de tenis

- Una taza de queso *cottage* o de yogur sin grasa = una pelota de béisbol o de tenis
- Una onza de queso bajo en grasas = 4 dados

PARA LOS ALMIDONES:
- 1 tajada de pan = 3 discos compactos
- ½ taza de pasta o arroz cocinado = un *mouse* de computador pequeño o media pelota de béisbol

PARA LAS GRASAS:
- 1 cucharadita de mantequilla de maní, de mayonesa o aderezo para ensalada = la punta del dedo pulgar

Primer paso
Menús y recetas

En las siguientes páginas encontrarás los programas de comidas para los siete días del Primer paso.

Aunque he diseñado estos platos para que tengan variedad y sean nutritivos, sé que es probable que a algunas personas no les gusten todos los ingredientes que aparecen en el menú. Siéntete libre de repetir o cambiar comidas: un desayuno por otro, un almuerzo por otro, o una cena por otra (siempre y cuando pertenezcan al Primer paso). Si eres miembro del programa en línea que figura en mi página www.JoyBauer.com, podrás encontrar más recetas y comidas para el Primer paso.

Para ver una lista de las comidas más fáciles y rápidas de preparar del Primer paso, ve la página 57.

Si vas a cenar fuera de casa esta semana, ve las Opciones de restaurantes para el Primer paso de *La dieta de tu vida* en la página 58.

Instrucciones especiales para todos los hombres y para algunas de las mujeres activas

(Si eres un hombre o una mujer menor de 40 años y haces más de una hora de ejercicio cardiovascular por un mínimo de seis días a la semana, sigue estas instrucciones). Aunque cada comida contiene porciones específicas de proteínas (claras de huevo, carne, pollo, pavo, pescado, mariscos y tofu), todos los hombres y las mujeres activas pueden consumir porciones *ilimitadas* de proteína solo durante las comidas, es decir, únicamente al desayuno, el almuerzo y la cena.

Instrucciones especiales para los vegetarianos

Reemplaza los productos lácteos con leche de soya baja en grasas, yogur de soya y tofu. Sustituye la carne y las aves con una porción equivalente de pescado, mariscos, *tempeh*, o sustitutos de la carne. Si quieres reemplazar la carne por el tofu, duplica la porción (el tofu es menos denso que la carne). También puedes sustituir las hamburguesas de pavo y otras carnes por hamburguesas vegetarianas.

DESAYUNO

Omelet de huevo con vegetales y queso (pág. 59)

~ y ~

una porción completa de la fruta aprobada que desees

ALMUERZO

Sándwich de pavo estilo California

> *1 tajada de pan de cereales integrales o 2 tajadas de pan de trigo integral bajo en calorías (cualquier marca con 45 calorías o menos por tajada); una pechuga de pavo de 4 onzas; dos tajadas delgadas de aguacate, todo el tomate, lechuga, rúgula, y/o espinaca y mostaza que desees.*

Zanahorias *baby*

> *ilimitadas*

REFRIGERIO

Queso *cottage* y pimiento en julianas

> *½ taza de queso cottage sin grasa o al 1%*
>
> *Todas las julianas de pimiento verde, rojo y/o amarillo que desees.*

CENA

Ensalada para la cena VIDA (pág. 62)

~ o ~

2 tazas de Sopa de vegetales VIDA (pág. 66)

Pescado a la brasa con salsa

> *6 onzas de pescado blanco al horno o a la brasa (halibut, bacalao o tilapia); ¼ de taza de salsa suave o picante*

Vegetales verdes

> *Todos los espárragos, brócoli, arvejas (sugar snap peas) o habichuelas (ejotes) al vapor que desees.*

MEDIA porción de cualquier fruta aprobada

> *(¾ de taza de bayas frescas, 1 taza de melón en cubos, ½ taza de uvas congeladas o 1 naranja).*

DESAYUNO

Cereal con leche

1 taza de cereal integral (de cualquier marca con 120 calorías o menos por ¾ de taza a 1; y 3 gramos de fibra); 1 taza de leche descremada o de leche de soya baja en grasa

MEDIA porción de cualquier fruta aprobada

(Algunas opciones deliciosas son: 1 naranja; ½ taza de pomelo; ½ banana, o 2 cucharadas de uvas pasas)

ALMUERZO

Ensalada César

Toda la lechuga romana que desees (picada); 4 onzas de pechuga de pavo sin piel a la brasa; tres cucharadas de queso parmesano rallado; 4 cucharadas de aderezo César light (de cualquier marca con 80 calorías o menos por 2 cucharadas)

REFRIGERIO

1 onza de queso bajo en grasas o sin grasas, y una galleta de arroz

CENA

Una Ensalada para la cena VIDA (pág. 62)

~ o ~

2 tazas de Sopa de vegetales VIDA (pág. 66)

Lomito a la brasa

5 onzas de lomito magro, sazonado con aderezos permitidos/hierbas/condimentos.

Precalienta una sartén o parrilla grande a fuego mediano y cocina a la temperatura preferida.

Espinacas salteadas (pág. 68)

DESAYUNO

Pudín de vainilla y calabaza (pág. 60)

ALMUERZO

Hamburguesa de pavo con vegetales

Una hamburguesa de pavo de cinco onzas* sobre una cama de vegetales verdes o espinaca (cantidad ilimitada) con lechuga, tomate, cebolla y/o pepinillo encurtido

2 cucharadas de ketchup o salsa (opcional)

*disfruta de una hamburguesa de pavo regular o utiliza la receta en la pág. 71

Vegetales crudos o al vapor

Los vegetales aprobados que desees en cantidad ilimitada

REFRIGERIO

1 manzana pequeña, más 10 almendras crudas o 15 pistachos

CENA

Ensalada para la cena VIDA (pág. 62)

~ o ~

2 tazas de Sopa de vegetales VIDA (pág. 66)

Tu elección de carne, salmón, pollo o tofu a la teriyaki (pág. 68)

DESAYUNO
Tostadas con fruta y mantequilla de maní

2 tostadas de pan de trigo integral bajas en calorías con dos cucharaditas de mantequilla de maní, de almendras o de soya con frutos secos (una cucharadita por tostada), acompañadas por MEDIA porción de cualquier fruta permitida que desees. (Opciones sabrosas: ½ banana en rodajas o ¾ de taza de arándanos, frambuesas o fresas en rebanadas).

ALMUERZO
Omelet de brócoli y queso (pág. 60)
Ensalada verde.

Lechuga ilimitada y/o hojas de espinaca con

2 cucharadas de aderezo light (40 calorías o menos por 2 cucharadas)

~ o ~

2 cucharadas de cualquier aderezo VIDA (pág. 63)

~ o ~

1 cucharadita de aceite de oliva con vinagre ilimitado o limón fresco.

REFRIGERIO
1 taza de frijoles *edamame* frescos o congelados, hervidos en sus vainas.

CENA
Ensalada para la cena VIDA (pág. 62)

~ o ~

2 Tazas de Sopa de vegetales VIDA (pág. 66)
Filete de lomo de cerdo con vegetales al vapor

5 onzas de lomo de cerdo magro, sazonado como lo desees y asado a la parrilla u horneado, con espárragos en julianas, arvejas o habichuelas en cantidades ilimitadas.

MEDIA porción de cualquier fruta que desees.

(Algunas opciones deliciosas son: ½ toronja, 1 naranja, 1 manzana pequeña, 1 durazno o 1 melocotón).

DESAYUNO
Queso cottage con bayas

> *1 taza de queso cottage sin grasa o al 1%, con dos cucharadas de germen de trigo, mezclado con media porción de fruta (Algunas opciones deliciosas son: ¾ de taza de bayas, ½ taza de piña fresca, 1 manzana pequeña o ½ banana).*

ALMUERZO
Ensalada de atún con pita (pág. 61)

~ y ~

Guarnición de vegetales

> *Rodajas de pepino, pimiento en julianas y tallos de apio en cantidades ilimitadas.*

REFRIGERIO
Frutos Secos

> *30 pistachos o 20 almendras crudas*

CENA
Ensalada para la cena VIDA (pág. 62)

~ o ~

2 Tazas de Sopa de vegetales VIDA (pág. 66)

Pollo asado a la parmesana (pág. 73)

~ y ~

Brócoli al vapor.

> *En cantidades ilimitadas.*

DESAYUNO

Avena con Fruta

> *½ taza de harina de avena tradicional (o ¼ de taza de avena en hojuelas) preparada con agua.*

> *Acompañada con MEDIA porción de cualquier fruta que desees (algunas opciones deliciosas son: ¾ de taza de bayas frescas o 1 pequeña manzana cortada en trozos).*

~ y ~

2 claras de huevo grandes bien cocinadas (descarta las yemas).

ALMUERZO

Sándwich abierto de tomate y queso

> *2 tostadas de pan de trigo integral bajas en calorías (de cualquier marca que tenga 45 calorías o menos por tajada) cubiertas con rodajas de tomate y 2 tajadas (de ¾ de onza cada una) de queso bajo en grasa.*

> *Llevar al horno o cerca de la parrilla hasta que el queso se derrita.*

Zanahorias *baby*

REFRIGERIO

Rollos de Pavo

> *Extiende tantas hojas grandes de lechuga como desees (puede ser lechuga romana).*

> *Coloca encima 4 onzas de pechuga de pavo sin piel con mostaza, enróllalo y cómelo con las manos.*

CENA

Ensalada para la cena VIDA (pág. 62)

~ o ~

2 Tazas de Sopa de vegetales VIDA (pág. 66)

Salmón a la parrilla

> *5 onzas de filete de salmón silvestre a la parrilla con una cucharadita de aceite de oliva, limón fresco y un aderezo permitido.*

Puré de coliflor (pág. 72)

> *1 porción (¾ de taza)*

> *(Se puede sustituir con coliflor al vapor, brócoli o repollitos de Bruselas).*

DESAYUNO

Burrito Magro Envuelto (pág. 60).

ALMUERZO

Combo de queso *cottage* y fruta

1 taza de queso cottage sin grasa o bajo en grasa (al 1%) con dos cucharadas de germen de trigo.

Disfrútela con una porción de la fruta que desees.

(Algunas opciones deliciosas son: ½ cantalaupe mediano, 1 manzana grande, 1½ taza de bayas, ½ mango tajado o 1 banana).

REFRIGERIO

1 cucharada rasa de mantequilla de maní natural con todos los tallos de apio que desees.

CENA

Ensalada para la cena VIDA (pág. 62)

~ o ~

2 Tazas de Sopa de vegetales VIDA (pág. 66)

Hamburguesa de pavo con queso *cheddar* y champiñones salteados (pág. 72).

primer paso

DESAYUNOS

Cereal con leche y fruta (Día 2).

Pudín de vainilla y calabaza (Día 3).

Tostadas con frutas y mantequilla de maní (Día 4).

ALMUERZOS

Sándwich de pavo tipo California (Día 1).

Ahorrador de tiempo: omite el aguacate y añade una tajada de queso bajo en grasa.

Ensalada de atún con pita (Día 5).

Ahorrador de tiempo: puedes usar zanahorias baby como vegetal acompañante directamente de la bolsa.

Sándwich abierto de tomate y queso (Día 6).

Ahorrador de tiempo: si no estás en casa, utiliza el horno microondas en lugar de la parrilla o disfrútalo frío.

CENAS

Ensalada para la cena VIDA (todos los días).

Ahorrador de tiempo: utiliza una ensalada pre-empacada y agrega un aderezo bajo en calorías o vinagre balsámico común.

Bistec de lomito a la parrilla con espinacas salteadas (Día 2).

Ahorrador de tiempo: cocina las espinacas en el microondas en lugar de saltearlas.

Pollo a la parmesana con brócoli al vapor (Día 5).

Hamburguesa de pavo con queso *cheddar* y champiñones salteados (Día 7).

Ahorrador de tiempo: compra hamburguesas o carne molida de pavo fresca o congelada y omite los champiñones salteados.

comidas fáciles de preparar

Opciones de restaurantes para el Primer paso de *La dieta de tu vida*

Algunas opciones del menú del Primer paso se pueden ordenar con facilidad en un restaurante, siempre y cuando estés dispuesto a hacer ciertas sugerencias sobre la preparación de los platos. También hay algunas comidas que puedes ordenar cuando quieras y casi en cualquier sitio. (Recuerda siempre: si no encuentras un alimento en la siguiente lista o en la de los Alimentos ilimitados, ¡no lo comas! Por ejemplo, no consumas pan, arroz, fruta extra, aderezos ricos en grasa, salsas, etc.).

Desayuno

Omelet de claras de huevo con tus vegetales favoritos (sin queso, casi ningún restaurante ofrece queso bajo en grasa), *más* ½ pomelo o ¼ de *cantaloupe*; o una porción de bayas frescas o ensalada de fruta.

Café (negro o solo con leche descremada o al 1%) o té (frío o caliente, sin dulce, con limón, leche descremada *o* semi descremada al 1%).

Almuerzo

Ensalada grande de vegetales crudos, acompañada de pollo asado sin piel *o* de pavo *o* de mariscos (sin queso). Agrega vinagre balsámico, vinagre de vino tinto o limón fresco (opcional: 1 cucharadita de aceite de oliva, que equivale a dos chorritos de una botella) como aderezo, o 2 cucharaditas de aderezo bajo en calorías (si se halla disponible).

Agua, agua *seltzer*, té (frío o caliente, sin dulce, con limón o leche descremada o semi descremada al 1% únicamente).

Cena

Ensalada de la casa con vinagre común o limón fresco.

Pechuga de pollo sin piel, *o* pescado, *o* comida de mar, *o* filete de solomillo de cerdo, *o* pavo, *o* bistec magro. (Todas las opciones deben ser asadas, horneadas, escalfadas o hervidas *únicamente*).

Orden doble de vegetales al vapor y sin almidón.

Agua, agua mineral, té (frío o caliente, sin dulce, con limón *o* leche descremada o semi descremada al 1% únicamente). Una buena selección para después de la cena incluye cualquier té de hierbas (especialmente camomila o menta) y té verde.

Recetas—Desayuno

OMELET DE HUEVO CON VEGETALES Y QUESO

La cantidad que desees de vegetales de la lista en cubitos. Una opción acertada puede ser cebolla, pimiento dulce, tomate, champiñones, brócoli y espinacas.

3 claras grandes de huevo

El aderezo que desees (y que esté aprobado)

¼ de taza (1 onza) de queso bajo en grasa o libre de grasa, desmenuzado

En una sartén engrasada con aceite de cocina en aerosol, saltea los vegetales a fuego medio hasta que estén tiernos.

Bate las claras y añádelas a los vegetales salteados.

Añade el aderezo y continúa cocinando. Cuando un lado esté cocinado, voltéalo con precaución y cocina el otro lado.

Añade el queso y dobla un lado sobre el otro.

Rinde una porción

OMELET DE BRÓCOLI Y QUESO

1 taza de brócoli (sin tallos)

4 claras de huevo

Los condimentos permitidos que desees

¼ de taza (1 onza) de queso magro o sin grasa, desmenuzado

Saltea el brócoli a fuego medio hasta que esté tierno en una sartén engrasada con aceite de cocina en aerosol.

Bate las claras y viértelas sobre el brócoli salteado.

Añade tu sazonador preferido y continúa cocinando. Voltéalo con precaución cuando esté cocinado por un lado, y cocina el otro lado.

Vierte el queso y enróllalo.

Rinde una porción

PUDÍN DE VAINILLA Y CALABAZA

8 onzas de yogur de vainilla libre de grasa

½ taza de puré de calabaza enlatada, 100% puro (sin azúcar)

1 cucharada de almendras astilladas o nueces partidas

Canela en polvo

Mezcla el yogur y la calabaza en un recipiente pequeño.

Agrega las nueces o almendras y la canela.

Rinde una porción

BURRITO MAGRO ENVUELTO

½ taza de pimientos y/o cebolla en cubitos

1 cucharadita de jalapeño picado (opcional)

3 claras de huevo

¼ de taza de frijoles negros bien lavados

2 cucharadas de queso bajo o libre de grasa

1 pita pequeña de cereales integrales (cualquier marca, que tenga 70 calorías o
   menos)

Salsa o salsa picante (opcional)

Saltea los pimientos y cebollas a fuego medio en una sartén engrasada con aceite de cocina en aerosol hasta que estén tiernos.

Bate las claras, viértelas a la sartén y revuelve.

Retira los huevos cocinados del fuego. Mézclalos con los frijoles negros y el queso.

Corta la pita en dos y rellena cada mitad con la mezcla preparada.

Añade salsa regular o picante.

Rinde una porción

Recetas—Almuerzo y Refrigerios

ENSALADA DE ATÚN CON PITA

1 pita pequeña de trigo integral (cualquier marca que tenga 70 calorías o menos)

16 onzas de atún light enlatado en agua

3 cucharadas de yogur griego libre de grasa o una cucharada de mayonesa baja
   en grasa

¼ de cucharadita de hierba de eneldo seco o el condimento que prefieras

Lechuga, tomate, rábanos y/o pepino

El jugo de un limón fresco (opcional)

Divide la pita en dos y tuéstala ligeramente.

Mezcla el atún con el yogur o la mayonesa y sazón. Cubre la pita con la mezcla y añade la lechuga, el tomate, el rábano y el pepino. Añádele el limón.

Disfrútalo con cantidades ilimitadas de rodajas de pepino, pimiento en julianas y tallos de apio como acompañantes.

Rinde una porción

Recetas—Cenas y Guarniciones

Todas las cenas del Primer paso deben comenzar bien sea con la Ensalada para la cena VIDA del Primer paso o con dos tazas de Sopa de vegetales VIDA. Estas entradas están diseñadas para añadir volumen y fibra a tus comidas y para evitar que comas más de la cuenta durante la cena o más tarde durante la noche. Por lo tanto, nunca dejes de lado este importante elemento.

ENSALADA PARA LA CENA *VIDA*

Comienza con una cama de lechuga romana, espinaca o una mezcla de vegetales verdes.

Añade tu mezcla favorita de vegetales sin almidón. Escoge entre:

- ✦ Zanahorias
- ✦ Apio
- ✦ Tomates
- ✦ Cebollas
- ✦ Rábanos
- ✦ Champiñones
- ✦ Pepinos
- ✦ Pimientos dulces
- ✦ Elección libre: utiliza cualquier vegetal sin almidón que tengas en tu refrigerador. *Si estás siguiendo el plan, debería tener muchas opciones —medio tomate que sobró de un almuerzo, unas cuantas zanahorias baby, etc. Solo añade lo que sea conveniente en el momento.*

Para el aderezo, escoge uno de los siguientes:

- ✦ 2 cucharadas de aderezo *light* (cualquier marca que tenga 40 calorías o menos por cada 2 cucharadas)
- ✦ 1 cucharadita de aceite de oliva con la cantidad deseada de vinagre balsámico, vinagre de vino tinto o limón fresco

✦ 2 cucharadas de cualquiera de los aderezos *VIDA*

✦ cantidades ilimitadas de vinagre común (balsámico o de vino tinto), limón fresco, o el aderezo de Vinagreta para ensaladas con balsámico *VIDA*

Aderezos VIDA

VINAGRETA BALSÁMICA

1 diente de ajo picado (1 cucharadita) o ¼ de cucharadita de ajo en polvo

2 cucharadas de mostaza Dijon

2 cucharadas de vinagre balsámico

1 cucharada de jugo de limón fresco

1 cucharada de agua

Combina todos los ingredientes en un recipiente pequeño y bátelos bien. Refrigéralo hasta por una semana en un recipiente hermético.

Rinde aproximadamente para 3 porciones de 2 cucharadas cada una

VINAGRETA DE FRAMBUESAS

2 cucharadas de mermelada pura de frambuesa

2 cucharadas de mostaza Dijon

2 cucharadas de vinagre balsámico

4 cucharadas de agua

Mezcla todos los ingredientes en un recipiente pequeño y bátelos bien. La vinagreta se mantendrá en buen estado por una semana si se refrigera en un recipiente hermético.

Rinde aproximadamente para 5 porciones de 2 cucharadas cada una

ADEREZO MIL ISLAS

> 3 cucharadas de mayonesa baja en grasa (cualquier marca que tenga 25 calorías
>   o menos por cucharada)
>
> 2 cucharadas de salsa de tomate
>
> ½ cucharadita de salsa Worcestershire
>
> 1 cucharadita de pepino agridulce en conserva
>
> 1 cucharadita de rábano picante (opcional)

Combina todos los ingredientes en un recipiente pequeño y bátelos bien. El aderezo se preservará en buen estado por una semana si se refrigera en un recipiente hermético.

Rinde aproximadamente para 3 porciones de 2 cucharadas cada una

ADEREZO CÉSAR

> ¾ de taza de suero de leche bajo en grasa
>
> 1 diente de ajo picado (1 cucharadita) o ¼ de cucharadita de ajo en polvo
>
> ½ taza de queso parmesano rallado
>
> 1 filete de anchoa (opcional)
>
> 2 cucharadas de vinagre de sidra
>
> 1 cucharadita de pimienta negra, toscamente molida

Lleva todos los ingredientes a la licuadora y licúalos hasta que la mezcla quede cremosa. Refrigéralo durante 30 minutos antes de servir.

El aderezo se mantendrá en buen estado por una semana si se refrigera en un recipiente hermético.

Rinde aproximadamente para 9 porciones de 2 cucharadas cada una

ADEREZO DE TOMATE Y PARMESANO

½ taza de jugo de tomate o de vegetales (sin sal)

1 diente de ajo picado (1 cucharadita) o ¼ de cucharadita de ajo en polvo

2 cucharaditas de queso parmesano rallado

1 cucharadita de tomate deshidratado finamente picado (enlatado en aceite)

½ cucharadita de vinagre de vino tinto

⅛ de cucharadita de hojas secas de albahaca

⅛ de cucharadita de hojas secas de orégano

¼ de cucharadita de sal

Una pizca de tomillo seco

Pimienta negra

Vierte todos los ingredientes en un recipiente pequeño y bátelos bien.

El aderezo se mantendrá en buen estado durante una semana si se refrigera en un recipiente hermético.

Rinde aproximadamente para 5 porciones de 2 cucharadas cada una

ADEREZO DE NARANJA Y JENGIBRE

¼ de taza de jugo de naranja

½ cucharadita de jengibre fresco rallado

1 diente de ajo picado (1 cucharadita) o ¼ de cucharadita de ajo en polvo

2 cucharadas de salsa hoisin

1 cucharadita de vinagre de vino de arroz

¼ de cucharadita de semillas de sésamo (ajonjolí)

⅛ de cucharadita de esencia de naranja rallada (opcional)

Vierte todos los ingredientes en un recipiente pequeño y bátelos bien.

El aderezo se conservará en buen estado por una semana si es refrigerado en un recipiente hermético.

Rinde aproximadamente para 3 porciones de 2 cucharadas cada una

ADEREZO CREMOSO DE AJO Y ENELDO

½ taza de suero de leche bajo en grasa

2 cucharadas de crema agria sin grasa

2 cucharadas de vinagre de vino blanco

1 diente de ajo picado (1 cucharadita) o ¼ de cucharadita de ajo en polvo

1 cucharada de eneldo fresco picado o 1 cucharadita de eneldo seco

¼ de cucharadita de sal

Pimienta molida (preferiblemente blanca)

Combina todos los elementos en un recipiente pequeño y bátelos bien. El aderezo se conservará bien por una semana si se refrigera en un recipiente hermético.

Rinde aproximadamente para 6 porciones de 2 cucharadas cada una

ADEREZO MAPLE DIJON

1 diente de ajo picado (1 cucharadita) o ¼ de cucharadita de ajo en polvo

2 cucharadas de mostaza Dijon

2 cucharadas de miel de maple

1 cucharada de vinagre de sidra

El jugo de medio limón (1 cucharada aproximadamente)

Mezcla todos los ingredientes en un recipiente pequeño y bátelos bien. El aderezo se preservará en buen estado por una semana si se refrigera en un recipiente hermético.

Rinde para unas 3 porciones de 2 cucharadas cada una

SOPA DE VEGETALES *VIDA*

Disfrútala en lugar de la Ensalada para la cena VIDA del Primer paso en cualquier noche de la semana. Siéntete libre de suprimir los vegetales que no disfrutes y reemplázalos con otros vegetales libres de almidón (consulta la Lista de vegetales permitidos, pág 29). Prepara la sopa al comienzo del Primer paso y divídela en porciones de dos tazas. Puedes guardar porciones individuales en el refrigerador hasta por 3 días (los vegetales se tornan pastosos si se deja más tiempo) o las puedes congelar hasta por un mes y descongelarlas a medida que las necesites.

4 dientes de ajo picados (4 cucharaditas)

1 cebolla picada en cubos (1 taza)

3 tallos de apio picados en cubos (½ taza)

1 paquete (8 onzas) de champiñones tajados

8 tazas (2 cuartos) de caldo de pollo o de vegetales bajos en sodio

1 taza de rodajas de zanahoria (frescas o congeladas)

1 zucchini cortado en cubos (2 tazas)

1 taza de habichuelas picadas, frescas o congeladas

2 tazas de coliflor picada (sin tallos), fresca o congelada (½ coliflor mediana)

3 tazas de repollo ligeramente picado (½ repollo)

1 lata de tomates picados en cubos (15 onzas), preferiblemente sin sal

3 hojas de laurel

2 cucharadas de vinagre de vino tinto (o vinagre balsámico)

Escoge uno de los siguientes aderezos:

> *Creole: 2 cucharaditas de albahaca, 1 cucharadita de orégano, ½ cucharadita*
> *de tomillo, 1 cucharadita de páprika, 1 cucharadita de pimienta negra,*
> *¼ de cucharadita de pimienta de cayena*

> *Italiano: 2 cucharaditas de perejil seco, 2 cucharaditas de albahaca,*
> *1 cucharadita de orégano, ½ cucharadita de tomillo, ½ cucharadita*
> *de salvia, ½ cucharadita de pimienta negra*

> *Hierbas de jardín: 2 cucharaditas de tomillo picado, ¼ de taza de perejil*
> *fresco picado, ¼ de taza de albahaca fresca picada*

1. Saltea el ajo, la cebolla, el apio y los champiñones a fuego medio en una olla grande y antiadherente, engrasada con aceite de cocina en aerosol hasta que estén tiernos.

2. Añade el caldo, la zanahoria, el *zucchini*, las habichuelas, la coliflor, el repollo, los tomates enlatados y las hojas de laurel. Si has escogido uno de los aderezos secos (creole o italiano) añádelos ahora. Tapa la olla y déjala hervir durante 20 minutos a fuego lento.

3. Añade el vinagre y deja que cocine otros 2 minutos. Si escogiste la mezcla sazonadora Hierbas de jardín, añádela ahora. Retira las hojas de laurel antes de servir o congelar.

4. Instrucciones de almacenaje/congelamiento. Deja que la sopa alcance la temperatura ambiental. Esta receta puede ser preparada con 3 días de anticipación y ser almacenada en el refrigerador. Porciones de 2 tazas pueden ser congeladas y conservadas hasta por 1 mes.

La receta rinde 12 tazas o seis porciones de 2 tazas

ESPINACAS SALTEADAS

1 cucharadita de aceite de oliva

1 diente de ajo picado en cubitos (opcional)

4 hojas de espinaca

El aderezo que desees

Engrasa una sartén con aceite do cocina en aerosol, añade el aceite de oliva y calienta a fuego medio. Agrega el ajo y las hojas de espinaca, y cocina hasta que estén listas.

Adóbalas a tu gusto con un sazonador permitido.

Rinde una porción

CARNE DE RES A LA TERIYAKI

1 diente de ajo picado (1 cucharadita) o ¼ de cucharadita de ajo en polvo

1 cucharadita de jengibre fresco finamente picado o rallado o ⅛ de cucharadita de jengibre molido

2 cucharadas de salsa teriyaki baja en sodio

¼ de cucharadita de chile en escamas

½ cucharadita de semillas de coriandro molidas

5 onzas de bistec de lomito, cortado en tajadas delgadas y en sentido transversal

½ taza de repollo Savoy finamente tajado

½ taza de pimiento rojo cortado en julianas finas

½ taza de germinado de soya

Mezcla el ajo, el jengibre, la salsa teriyaki, la pimienta roja y el coriandro en un plato pequeño y llano.

Añade el lomito y marínalo en la salsa.

Refrigéralo durante 10 a 20 minutos. (Para más sabor, marínalo durante 3 horas o toda la noche).

Engrasa una sartén mediana con aceite de cocina en aerosol y ponla sobre fuego lento. Agrega el bistec y cocínalo hasta alcanzar el término deseado.

Añade el repollo y el pimiento. Mézclalo bien con el bistec y la salsa. Tapa la sartén y déjala cocinar por 5 a 7 minutos. Agrega el germinado de soya y déjalo cocinar otros 3 minutos.

Rinde una porción

SALMÓN TERIYAKI

2 cucharadas de salsa teriyaki baja en sodio

1 cucharadita de jengibre fresco finamente picado o rallado o ⅛ de cucharadita
de jengibre molido

Pimienta negra

Filete de salmón de 5 onzas

1 taza de arvejas (snow peas)

1 cucharada de cebollinos finamente picados (opcional)

Mezcla la salsa teriyaki con el jengibre y la pimienta negra en un plato pequeño y llano.

Añade el filete de salmón y marínalo por ambos lados con la salsa. Refrigéralo por 10 a 20 minutos.

Precalienta el horno a 400°F. Calienta una sartén pequeña a fuego medio y engrásala con aceite de cocina en aerosol.

Pon el salmón en la sartén con la piel hacia arriba. Déjalo cocinar hasta que dore, unos 3 minutos. Voltéalo y cocínalo de 2 ó 3 minutos más. Pon la sartén en el horno o busca un recipiente adecuado para ello y llévalo al horno precalentado. Hornéalo de 7 a 10 minutos o hasta que el salmón quede opaco y cocinado.

Mientras tanto, cocina los arvejas al vapor durante 7 u 8 minutos.

Sirve los arvejas y el salmón en un plato y decóralo con el cebollino.

Rinde una porción

POLLO TERIYAKI

6 onzas de pechuga de pollo sin piel ni huesos, cortada en julianas muy finas

3 cucharadas de salsa teriyaki baja en sodio

1 diente de ajo picado (1 cucharadita) o ¼ de cucharadita de ajo en polvo

1 cucharadita de jengibre fresco, finamente picado o rallado o ⅛ de cucharadita de jengibre molido

Pimienta negra

½ taza de pimiento rojo cortado en julianas delgadas

½ taza de arvejas (snow peas) cortadas en julianas delgadas

½ taza de brócoli, cortado en pedazos pequeños del mismo tamaño

Combina la salsa teriyaki, el ajo, el jengibre y la pimienta negra en un recipiente pequeño. Agrega las julianas de pollo y marínalas bien en la salsa. Refrigéralo un mínimo de 30 minutos o toda la noche.

Calienta una sartén pequeña engrasada con aceite de cocina en aerosol a fuego medio. Añade el pollo y la salsa y cocínalos hasta que el pollo pierda su color rosado. Agrega los vegetales, tápalo y déjalo cocinar por 7 minutos.

Rinde una porción

TOFU TERIYAKI

1 cucharada de salsa teriyaki baja en sodio + 1 cucharada de salsa teriyaki baja en sodio

1 diente de ajo picado (1 cucharadita) o ¼ de cucharadita de ajo en polvo

1 cucharadita de jengibre fresco, finamente picado o rallado o ⅛ de cucharadita de jengibre molido

Pimienta negra

5 onzas de tofu firme, cortado en tajadas de ¼ de pulgada

1 taza de arvejas (snow peas), cortadas en julianas delgadas

½ taza de pimiento dulce rojo, cortado en julianas delgadas

1 taza de repollo Savoy finamente picado

1 taza de brócoli, cortado en trozos pequeños del mismo tamaño

Mezcla 1 cucharada de salsa teriyaki con el ajo, el jengibre y la pimienta negra en un recipiente pequeño.

Marínalos en el tofu con la salsa.

Refrigéralos de 20 a 30 minutos.

Engrasa una sartén pequeña con aceite de cocina en aerosol y calienta a fuego medio. Añade el tofu junto con la salsa y dora por ambos lados.

Agrega las arvejas, el pimiento, el repollo, el brócoli y la otra cucharada de salsa teriyaki. Cúbrelo todo y cocínalo por un espacio de 5 a 7 minutos.

Rinde una porción

HAMBURGUESAS DE PAVO

1 libra de pavo magro molido (por lo menos 90% libre de grasa)

¼ de taza de salsa de tomate (4 cucharadas)

1 cucharada de mostaza Dijon o tipo "brown"

1 cucharadita de ajo en polvo

1 cebolla picada (opcional)

Mezcla todos los ingredientes. Divide la mezcla en 4 porciones del mismo tamaño y haz hamburguesas.

Asa a la parilla o al carbón hasta que estén bien cocidas, de 5 a 7 minutos por cada lado.

Rinde 4 hamburguesas

HAMBURGUESAS DE PAVO CON QUESO *CHEDDAR* Y CHAMPIÑONES SALTEADOS

1 taza de champiñones tajados (portobello, baby bella/Crimini o white button)

5 onzas de hamburguesas de pavo

1 onza de queso cheddar magro o sin grasa, tajado (puedes reemplazar por queso tipo suizo)

Lechuga (opcional)

Tomate (opcional

Cebolla (opcional)

Pepino agridulce (opcional)

Engrasa una sartén pequeña con aceite de cocina en aerosol.

Agrega los champiñones y saltéalos unos 5 minutos a fuego medio o hasta que estén suaves. Ponlos a un lado.

Asa las hamburguesas a la parilla o al carbón hasta que estén bien cocidas; 5 a 7 minutos por cada lado. Acompaña con queso, champiñones, lechuga, tomate, cebolla y pepino agridulce.

¡Sáltate el pan!

Rinde una porción

PURÉ DE COLIFLOR

1 coliflor grande partida en trozos del mismo tamaño (sin tallos)

2 cucharadas de queso crema sin grasa

2 cucharadas de queso romano o parmesano rallado

¼ de cucharadita de ajo en polvo

Una pizca de nuez moscada

Pimienta negra molida

Sustituto de sal (opcional)

Cocina la coliflor en agua hirviendo de 10 a 15 minutos o hasta que esté blanda. Escúrrela bien.

Para un puré grumoso, tritura con un tenedor y mezcla con el queso crema, el queso rallado, el ajo en polvo y la nuez moscada. Sazona con pimienta negra y sustituto de sal al gusto.

Para un puré cremoso, coloca la coliflor en un procesador de alimentos con el queso crema, el queso rallado, el ajo en polvo y la nuez moscada. Mezcla todo hasta que esté suave. Sazona con pimienta negra y sustituto de sal.

Rinde para 4 porciones de ¾ de taza cada una

POLLO PARMESANO ASADO

> 5 onzas de pechuga de pollo, salteadas o asadas
>
> 2 cucharadas de salsa marinara
>
> 1 onza de queso mozzarella semi descremado y desmenuzado

Asa o saltea la pechuga de pollo en una sartén engrasada con aceite de cocina en aerosol hasta que esté bien cocida.

Agrega la salsa marinara y el queso y asa hasta que esté caliente y burbujeante (o cocínalos en el microondas durante 30 segundos para derretir el queso).

Rinde una porción

PAM Y DAVID GROSSE

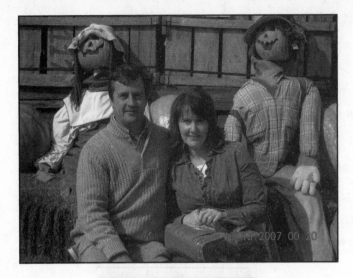

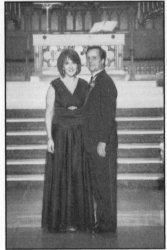

PAM GROSSE

LIBRAS PERDIDAS: ¡14!

EDAD: 51

ESTATURA: 5'5"

ANTES: 151 libras

DESPUÉS: 137 libras

DAVID GROSSE

LIBRAS PERDIDAS: ¡23!

EDAD: 52

ESTATURA: 5'9"

ANTES: 192 libras

DESPUÉS: 169 libras

LOGROS DE DELGADOS: Perdimos peso justo antes de la boda de nuestra hija.

DESAFÍOS DE DELGADOS: Sobreponernos a cincuenta años (cada uno) de malos hábitos alimenticios.

PALABRAS SABIAS: Siempre dijimos que el día de mañana nos pondríamos a dieta. Pero ese día nunca llegó. La boda nos dio un plazo razonable. Pam y David Grosse trabajaron con Joy Bauer para rebajar 20 libras cada uno antes de la boda de su hija. Comenzaron con *La dieta de tu vida* el primero de enero y reportaron su progreso justo después de la boda a principios de mayo. Dos personas, 40 libras, 4 meses… ¿podrían lograrlo?

¿LOGRARON SU META DE PERDER 20 LIBRAS CADA UNO?

DAVID: Yo sí.

PAM: No, solo rebajé 14 libras, pero esa fue mi elección. Decidí parar por temor a tener que arreglar mi vestido antes de la boda. No quería probármelo una semana antes y descubrir que me quedaba grande. El vestido me sentó de maravilla y no quería preocuparme por ese detalle. Ahora que la boda pasó, comenzaré de nuevo y sé que lograré mi meta.

¿POR QUÉ DECIDIERON SEGUIR ESTA DIETA?

PAM: Había aumentado 12 libras después de mi histerotomía, y tenido dificultades para regular mi cuerpo. La barriga de David estaba creciendo un poco. Su familia tiene historial de enfermedades cardíacas y comencé a preocuparme.

DAVID: Tenía barriga y algunas camisas comenzaron a quedarme apretadas. Me miraba al espejo y trataba de encontrar un ángulo favorable. Nunca había tenido problemas de peso, y solo me vi motivado cuando Pam comenzó con *La dieta de tu vida* y me pidió que la hiciera con ella.

¿FUE DIFÍCIL?

DAVID: Me tomó alrededor de tres semanas acostumbrarme a una dieta diferente. Tenía un compromiso personal y lo iba a lograr.

PAM: Lo esencial para mí era eliminar los malos hábitos. Me encantaban los dulces. Comía grandes cantidades de M&M y las calorías seguían aumentando… y aumentando. Tuve muchas dificultades para dejar de comer golosinas durante todo el día.

¿QUÉ APRENDIERON?

DAVID: Aprendí a controlar las porciones. Solía comer platos inmensos y luego repetía. No fue divertido adaptarme a porciones más pequeñas, ¿pero saben cuál fue la recompensa? Llevarle mis pantalones al sastre y pedirle que le quitara 2 pulgadas de cintura. Solía pensar que no quería estar controlado por una dieta, ¿pero saben algo?, con mis viejos hábitos alimenticios, la comida me estaba controlando a mí. Controlaba el modo en que pensaba sobre mí mismo. Ahora me siento mucho mejor.

PAM: Tenía la idea de que ya era demasiado vieja para perder peso y que tal vez el peso no tenía importancia a mi edad. No me encontraba de buen humor al principio de la dieta. Le temía a las comidas. Sentía deseos de comer afuera y ordenar pollo frito. Creo que no lo habría logrado sin David. Me mantuve motivada cuando comencé a perder peso; me decía, "si no puedo hacerlo para la boda, jamás podré hacerlo".

¿EXTRAÑAN SU ANTIGUA FORMA DE COMER?

PAM: Solía decir que podía vivir del azúcar. Ahora miro esas cosas y digo que no valen la pena. Prefiero estar saludable y he aprendido a desear comidas más sanas.

DAVID: Me tomó unos cuantos meses antes de poderlo decir honestamente, pero todos esos hábitos poco saludables se fueron para siempre. Este es nuestro nuevo estilo de vida.

LECCIONES APRENDIDAS DE *LA DIETA DE TU VIDA*

RECLUTA A TU PAREJA Y PIERDAN PESO JUNTOS. *Los estudios demuestran que los malos hábitos, como ganar peso, son contagiosos. Pam y David demostraron que los buenos hábitos también son contagiosos. Entonces anímate y recluta a un compañero para perder peso.*

Segundo paso: *Reaprende* 2

Dicen que cuando aprendemos a montar en bicicleta, nunca lo olvidamos. Pueden pasar varias décadas, y cuando pongas el pie en ese pedal, todo tu cuerpo se pondrá en piloto automático e irás rápido, colina abajo, como si hubieras nacido para ello. Esta maravillosa combinación de memoria muscular y hábitos persiste mucho tiempo después de haber quemado la etapa de las bicicletas, casi como si hubiera sido físicamente tallada en un rincón de nuestro cerebro.

Dependemos de esta memoria para nuestra vida diaria. La vida sería increíblemente dura si tuviéramos que concentrarnos para cepillarnos los dientes, abrir una puerta, encender una luz, firmar, etc. Comer también cabe dentro de esta lista. Nuestros hábitos alimenticios se encuentran grabados en nuestros cuerpos y cerebros desde muy temprano en nuestras vidas. Esta memoria lo incluye todo: con qué mano tomar el tenedor, qué tan despacio masticar, cómo preparar la comida, la cantidad de las porciones y los sabores preferidos. Y tal como montar en bicicleta, una vez aprendemos a hacer esto, jamás lo olvidamos. Sin embargo… no significa que tú no puedas desarrollar nuevos hábitos y memorias.

En el Primer paso, te comprometiste a comenzar de nuevo, luego de detectar y evitar los malos hábitos alimenticios. El Segundo paso consiste en *reaprende*r y establecer nuevas pautas para elegir alimentos que te permitan perder peso, comer porciones más saludables, y probar nuevos sabores. Es la siguiente fase en progresión. Tú aprendiste primero a montar en triciclo y luego en bicicleta. Es tiempo de aprender a montar en monociclo… obviamente, estoy hablando en términos metafóricos.

Reglas del Segundo paso

Para el Segundo paso, sigue las mismas reglas básicas del Primer paso (ya estás acostumbrado a ellas, ¿cierto?). Puedes comer los mismos alimentos y deberás sentirte libre de repetir los menús y recetas que hayas disfrutado, pero, además, hay algunas adiciones fantásticas.

Aquí tienes algunos elementos adicionales que disfrutarás en esta fase del programa:

1. *Más alimentos permitidos.* En la siguiente lista, verás todos los alimentos permitidos, incluyendo los del Primer paso y algunos nuevos resaltados en negrita. Continúa sin consumir almidones en la cena y a comenzarla con la Sopa de vegetales VIDA o con la Ensalada para la cena VIDA.

   Además de la adición de platos a tu lista de alimentos permitidos, el Segundo paso también disminuye el control sobre edulcorantes, comidas congeladas y pequeños bocadillos… siempre y cuando sigas las reglas.

2. *Sustitutos del azúcar y edulcorantes artificiales.* Se permiten cantidades moderadas de edulcorantes artificiales, pero no son necesarios ni se recomiendan. Si deseas emplear edulcorantes, el Segundo paso te permite endulzar un máximo de dos artículos por día. Si decides tomar una bebida dietética, le puedes agregar Splenda a tu café, beber un yogur con Aspartame o Sucralose, *o* añadirle Stevia al cereal. Al igual que en el Primer paso, todas las calorías procedentes de los edulcorantes están prohibidas, incluidos todos los tipos de azúcar (blanca, morena o sin procesar, y la miel).

3. *Comidas precocinadas y congeladas.* Ahora tienes la opción de comer alimentos precocinados y congelados a la hora de la cena, mientras no con-

tengan más de 350 calorías. Procura elegir una comida sin almidones y no olvides comenzar tu cena con una Ensalada para la cena VIDA o con una Sopa de vegetales VIDA.

4. *Extra saludables vida.* En el Segundo paso, podrás disfrutar de un bocadillo, previamente aprobado, una vez al día (a cualquier hora). Escoge entre las golosinas de la lista aprobada.

Extra saludables vida del segundo paso

Los alimentos "divertidos" y saludables son una parte muy importante de *La dieta de tu vida*. Estos alimentos, llamados EXTRA SALUDABLES VIDA, te ayudarán a *reaprender* a disfrutar de una selección más amplia de alimentos sin caer en la sobre complacencia a la hora de disfrutar de un bocadillo. Lee las etiquetas de los productos alimenticios y prefiere las marcas con un máximo de 150 calorías por porción. Los EXTRA SALUDABLES DE VIDA incluyen:

✦ una porción completa de fruta, que puede ir sola o acompañada de 2 cucharadas abundantes de crema batida baja en grasa
✦ Media banana en rodajas con dos cucharadas de sirope de chocolate *light*
✦ 1 manzana horneada con una cucharadita de azúcar y canela
✦ 1 taza de salsa de manzana natural sin dulce
✦ ½ taza de pudín libre de grasa o bajo en grasa (cualquier marca y sabor, o ve la receta de la versión casera de vainilla en la pág. 140)
✦ 6 onzas de yogur griego o natural libre de grasa con 2 cucharaditas de miel o 1 cucharada de mermelada de fruta
✦ 1 porción (20 cada una) de almendras deliciosas (receta en pág. 137)
✦ 1 paleta de helado baja en grasa
✦ 1 barra de fruta congelada, 100% natural
✦ ½ taza de helado, yogur o sorbete bajo en grasa
✦ 1 bolsa pequeña de frituras de soya (150 calorías o menos)
✦ 1 onza de hojuelas fritas de vegetales (150 calorías o menos)

+ 4 tazas de palomitas de maíz bajas en grasa (cualquier marca de palomitas preparadas o para microondas que tenga 30 o menos calorías por taza con o sin mezclas sazonadoras VIDA). Para las variedades caseras, ve las recetas en la pág. 138

+ 1 onza de chocolate amargo (preferiblemente con un contenido mínimo de 70% de cocoa)

+ 5 onzas de vino blanco o tinto

+ 5 onzas de champaña

+ 12 onzas de cerveza *light*

+ 1½ onza de vodka, ginebra o tequila

+ Un *muffin* VIDA (ver recetas en pág. 124)

+ Un batido VIDA (ver recetas en pág. 136)

+ Una barra VIDA (o cualquier barra que cumpla con los siguientes requisitos: 150 calorías o menos; 3+ gramos de fibra; sin grasas trans; no más de 2 gramos de grasas saturadas)

+ Granita de pomelo y romero (receta pág. 139)

+ Bebida de café *Funky Monkey* (receta pág. 140)

+ Un paquete de cacao bajo en grasa mezclado con 6 onzas de yogur natural o griego sin grasa (frío o semi congelado)

+ Una porción de cacao bajo en grasa acompañada de MEDIA porción de cualquier fruta

+ Fresas cubiertas con chocolate: 1 onza de chocolate amargo, derretido sobre cinco fresas

+ ¼ de taza de frijoles *edamame* tostados

+ Cualquier refrigerio de la Lista de refrigerios permitidos del Segundo paso (pág. 39)

Reglas para alimentos del Segundo paso:
Lo permitido y lo prohibido

Aquí está lo permitido y lo prohibido del Segundo paso. Algunas de estas reglas te parecerán familiares debido a que ya has estado viviendo con ellas durante los últimos siete días.

✗ 1. **NO...** añadas azúcar, miel ni ningún edulcorante natural a menos que esté especificado en el plan o en una receta.

✗ 2. **NO...** bebas alcohol a menos que sea tu EXTRA SALUDABLE VIDA del día.

✗ 3. **NO...** consumas ningún alimento que no se encuentre en la lista de "permitidos".

✗ 4. **NO...** consumas almidones en la cena.

✗ 5. **NO...** agregues sal, a menos que lo especifique una receta.

✗ 6. **NO...** te saltes ninguna comida.

Ahora viene lo permitido:

✓ 1. **COME** a horas fijas y disfruta las tres comidas y tu refrigerio de la tarde todos los días.

✓ 2. **BEBE** agua durante todo el día, incluyendo dos vasos de 8 onzas *antes* del almuerzo y otros dos *antes* de la cena (debe consumirse 30 minutos antes de cada comida). Disfruta de tanta agua adicional como quieras durante las comidas y a lo largo del día.

✓ 3. **COMIENZA** la cena con la Ensalada para la cena VIDA o con la Sopa de vegetales VIDA (ver recetas páginas 62 y 66).

✓ 4. **DELÉITATE** con los alimentos de la Lista ilimitada de alimentos (pág. 41). Puedes disfrutarlos en cantidades ilimitadas a cualquier hora del día y particularmente cuando te de hambre entre las comidas y el refrigerio.

✓ 5. **SIÉNTETE** libre de intercambiar comidas o ingredientes pertenecientes a la misma categoría.

✓ 6. **DISFRUTA** comidas que aparecen en las Opciones de restaurantes VIDA cuando comas afuera (pág. 58)

✓ 7. **PRUEBA** nuevas recetas para efectos de variedad

✓ 8. **SIÉNTETE** libre de repetir tu receta o comida favorita tantas veces como lo desees durante la semana (incluyendo menús del Primer paso).

✓ 9. **SIÉNTETE** libre de consumir hasta dos alimentos diarios endulzados con edulcorantes artificiales o naturales sin calorías (como stevia).

✓ 10. **SIÉNTETE** libre de disfrutar un Extra Saludable VIDA todos los días a cualquier hora que desees.

✓ 11. **SIÉNTETE** libre de sustituir un plato fuerte congelado por la cena, mientras tenga 350 calorías o menos. Las comidas sin almidón son fuertemente recomendadas.

✓ 12. **SIGUE** las pautas de ejercicio del SEGUNDO PASO.

segundo paso

DESAYUNO

+

ALMUERZO

▶ 2 vasos de agua antes del almuerzo

+

REFRIGERIO DE LA TARDE

+

CENA

▶ 2 vasos de agua antes de la cena

▶ Comienza siempre la cena con la Ensalada para la cena VIDA o con la Sopa de vegetales VIDA

▶ No comas almidones

NOTAS ESPECIALES

▶ Disfruta de alimentos de la Lista ilimitada a cualquier hora del día.

▶ Todos los hombres y mujeres activos pueden comer porciones ilimitadas de proteína pero solo en las comidas.

▶ Disfruta una comida al día de la lista de *Extras Saludables* VIDA

en resumen

HOWARD DINOWITZ

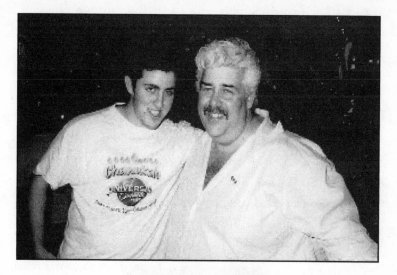

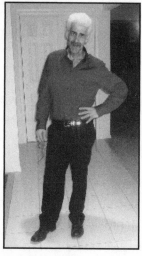

LIBRAS PERDIDAS: ¡219!

EDAD: 50

ESTATURA: 5'10"

ANTES: 388 libras, talla de cintura 60

DESPUÉS: 169 libras, talla de cintura 32

LOGROS DE DELGADO: Tengo energías para hacer todo lo que quiero... ¡y quiero hacer de todo!

DESAFÍOS DE DELGADO: Ahora, mi reto es comer lo suficiente. Me mareo un poco si me salto una comida. ¿Quién lo hubiera dicho?

PALABRAS SABIAS: Como podólogo que soy, sé que el sobrepeso es malo para los pies. Buena parte de la salud está en caminar y buena parte de caminar está en tener unos pies sanos. Las enfermedades realmente devastadoras aparecen alrededor de los 50 años. Perder peso nos puede ayudar —a nosotros y a nuestros pies— a mantener una buena salud por más tiempo.

¿QUÉ TE MOTIVÓ A PERDER PESO?

Estaba en un funeral y cuando quise pararme para decir unas cuantas palabras, descubrí que estaba atrapado en el asiento. Casi quiebro el banco de la iglesia tratando de salir. Hice un chiste al respecto, pero me sentí terriblemente incómodo.

¿QUÉ RECURSOS PERSONALES TE AYUDARON A TRIUNFAR?

Cuando se me mete algo en la cabeza, lo hago, y por eso gané varias libras de más. Cuando comía, realmente *comía* de verdad. Pero cuando quise rebajar, también lo hice.

¿TE AYUDÓ EL HECHO DE SER MÉDICO?

Solo en el sentido en que entendí los problemas que tiene el sobrepeso. Cuando se tiene el peso adecuado, el cerebro se siente mejor. Y cuando el cerebro se siente mejor, el cuerpo se siente y trabaja mejor. Se duerme mejor, se camina mejor y se pueden lograr más cosas.

¿NO TE HAS SENTIDO TENTADO A COMER TUS ALIMENTOS FAVORITOS DE ANTES?

Tendría que ser un idiota para escoger ternera a la parmesana con papitas fritas y una *root beer* fría cuando puedo comer algo más saludable y vivir más tiempo. Estoy lleno de bendiciones y en realidad no quiero deshacerme de ellas.

Siempre digo, "Estoy al rojo vivo", es la verdad de mi vida.

LECCIONES APRENDIDAS DE *LA DIETA DE TU VIDA*

CAMBIA TUS COMPULSIONES PARA BIEN. *Si te encanta la comida, emplea la misma energía que te llevó a tener hábitos poco saludables para convertirlos en algo positivo. Todavía puedes amar la comida y comer, pero con un pequeño cambio en el énfasis. Lo saludable puede ser delicioso y la obsesión por la comida se puede canalizar de mejor manera.*

Alimentos permitidos
en el Segundo paso

Estos son los alimentos que encontrarás en el menú para los catorce días del Segundo paso del programa, así como los permitidos en el Primer paso y otros pocos. Tal como en el Primer paso, deberás utilizar la lista para cambiar/sustituir los alimentos que no te gusten dentro del menú, empleando porciones equivalentes de carnes o proteínas permitidas en cualquiera de las comidas. Por ejemplo, el Día 11 contiene una Omelet de jamón y queso. Si lo prefieres, puedes utilizar 2 onzas de pechuga de pavo o salchicha de carne de aves en lugar del jamón mencionado en la receta. Si no te apetece comer salchicha el Día 3, cuando la cena es Salchicha de pavo con pimientos y cebollas, omite el pavo y reemplázalo con una porción equivalente de pollo en tajadas o bistec de lomito. Respeta SIEMPRE las porciones designadas, a menos que un alimento aparezca en la "Lista ilimitada de alimentos y bebidas".

De igual manera, siéntete en libertad de intercambiar uno o todos los vegetales libres de almidón listados en el plan de comidas. Por ejemplo, añade pimientos dulces a tu Omelet relleno de vegetales en el Día 6, cambia los espárragos cortados por tomates de tipo *cherry* en tus Kebabs de halibut al Tandoori del Día 4, o prepara tu *Pollo fácil putanesca* con cubos de berenjena en lugar de corazones de alcachofa durante el Día 9. Y ya que los vegetales libres de almidón son alimentos de consumo ilimitado, puedes añadir aun más vegetales que los sugeridos a tus comidas y recetas. Sin embargo, no los consumas en exceso.

Tal como en el Primer paso, siéntete libre de repetir o sustituir comidas a lo largo de la semana. Incluso puedes elegir comidas del Primer paso. Por ejemplo, si en el Día 9 hay Ensalada de salmón silvestre pero tú prefieres la Ensalada César del Primer paso (Día 2), puedes hacerlo sin ningún problema. Si tu cena del Día 8 tiene (*Quiche* VIDA) pero tú prefieres el *Pollo a la Florentina* mencionado el Día 2, adelante. Y si quieres comer *Muffin VIDA con Huevos cocidos* para el desayuno durante todos los días del Segundo paso, también está permitido (aunque es probable que te canses al cabo de unos días). Los refrigerios también son intercambiables, siempre y cuando tu selección esté en la Lista de refrigerios permitidos.

Alimentos permitidos en las comidas

(Las listas de los alimentos permitidos en cada paso se encuentran disponibles para su impresión en www.JoyBauer.com).

Carnes

Solo cortes magros:

- ✦ Cuarto trasero inferior (*Bottom round*)
- ✦ Búfalo
- ✦ *Filet mignon*
- ✦ Falda
- ✦ *London broil*
- ✦ Lomito (*Sirloin*)
- ✦ Cuarto trasero superior (*Top round*)
- ✦ Ternera
- ✦ Venado

Aves (sin piel)

- ✦ Pechuga de pollo
- ✦ Muslos de pollo
- ✦ Carne de pollo molida (90% magra, o más)
- ✦ Gallina (Variedad *Cornish hen*)
- ✦ Avestruz
- ✦ **Salchichas de carne de aves (magras)**
- ✦ **Tocino de pavo**
- ✦ Pechuga de pavo

- ✦ Hamburguesas de pavo (magras)
- ✦ Muslos de pavo
- ✦ Carne de pavo molida (90% magra, o más)

Cerdo

- ✦ **Jamón magro**
- ✦ Lomo de cerdo

Pescado y mariscos

- ✦ Anchoas
- ✦ Bagre
- ✦ Almejas
- ✦ Bacalao
- ✦ Cangrejo (fresco, enlatado o **imitación**)
- ✦ Platija (*Flounder*)
- ✦ Eglefino (*Haddock*)
- ✦ Halibut
- ✦ Langosta
- ✦ **Salmón ahumado (Lox)**
- ✦ Macarela (solo Atlántica)
- ✦ *Mahi mahi*
- ✦ Mejillones
- ✦ Ostras
- ✦ Pargo rojo
- ✦ Salmón silvestre (fresco, enlatado o **ahumado**)
- ✦ Sardinas
- ✦ Escalope
- ✦ Camarones
- ✦ Lenguado
- ✦ Tilapia
- ✦ Trucha

- ✦ Atún *light* (empacado en agua)
- ✦ Pescado blanco

Huevos

- ✦ Claras de huevo
- ✦ Sustituto de huevo
- ✦ **Huevos enteros (consume las cantidades permitidas y solo en las comidas designadas)**

Proteínas veganas

- ✦ Leche de soya (baja en grasas)
- ✦ Yogur de soya (sin grasas o bajo en grasas)
- ✦ *Tempeh*
- ✦ Tofu
- ✦ Queso vegano (sin grasas o bajo en grasas)
- ✦ Hamburguesas vegetarianas
- ✦ Gluten de trigo (*seitan*)

Lácteos

- ✦ Queso sin grasas (todas las variedades)
- ✦ Queso bajo en grasas (todas las variedades)
- ✦ Queso parmesano
- ✦ Yogur griego (sin grasas)
- ✦ Yogur natural **y de sabores, sin grasas (todas las marcas que tengan 100 calorías o menos por cada 6 onzas)**

Vegetales (únicamente los no almidonados)

- ✦ Alcachofas y corazones de alcachofa
- ✦ Espárragos

- ✦ Frijoles no almidonados: verdes, amarillos, italianos y tipo *wax*.
- ✦ Remolacha
- ✦ Col china (Bok choy)
- ✦ Brócoli
- ✦ Brócoli rabe
- ✦ Brocolini
- ✦ Repollitos de Bruselas
- ✦ Col
- ✦ Zanahorias
- ✦ Coliflor
- ✦ Apio
- ✦ Vegetales de hojas verdes oscuras:
  - ✦ Hojas de remolacha
  - ✦ Coles
  - ✦ Hojas de diente de león
  - ✦ Berza (*Kale*)
  - ✦ Hojas de mostaza
  - ✦ Espinaca
  - ✦ Acelga
  - ✦ Hojas de nabo
- ✦ Berenjena
- ✦ Eneldo
- ✦ Ajo
- ✦ Cebolla verde (cebollín)
- ✦ Jícama
- ✦ Puerro
- ✦ Lechugas:
  - ✦ Rúgula
  - ✦ Endivia
  - ✦ *Escarole*
  - ✦ *Iceberg*
  - ✦ Mezcla de hojas verdes
  - ✦ Romana

SUSTITUCIONES PARA LAS PROTEÍNAS DEL DESAYUNO

Con el comienzo del Segundo paso, tendrás más opciones de proteína para el desayuno, y la libertad de intercambiar cantidades equivalentes de diferentes proteínas. Algunas veces la sustitución es obvia (como cambiar 5 onzas de pollo por 5 onzas de salmón), pero en otras oportunidades es difícil saber exactamente cuál es una sustitución correcta. Aquí tienes algunas de mis sugerencias favoritas para el desayuno, con conversiones apropiadas para diferentes porciones.

EN VEZ DE...   ¡PRUEBA ESTO!

1 huevo duro   *4 claras de huevo, muy cocidas o revueltas*

                         –o– 3 tajadas de tocino de pavo

                         –o– ½ taza de queso cottage sin grasas o bajo en grasas al 1%

                         –o– 1 taza de leche descremada o yogur natural sin grasas.

3 tajadas de tocino de pavo *un huevo entero muy cocido o 4 claras de huevo –o–*

                         ½ taza de queso cottage sin grasas o bajo en grasas al 1% –o–

                         1 taza (8 onzas) de yogur natural sin grasas –o–

                         6 onzas de yogur de sabores sin grasas (cualquier marca que tenga 100 calorías o menos).

✦ Mezcla de vegetales sin maíz, frijoles almidonados, arvejas, pasta ni salsas de ningún tipo

✦ Champiñones

✦ Quingombó (*Okra*)

- ✦ Cebolla
- ✦ Pimientos (todas las variedades)
- ✦ Pepinillos encurtidos
- ✦ Calabaza (fresca, congelada o enlatada; debe ser calabaza 100% pura sin azúcar agregada)
- ✦ *Radicchio*
- ✦ Rábanos
- ✦ Pimientos rojos asados (escúrrelos si vienen empacados en aceite)
- ✦ **Chucrut**
- ✦ Vegetales marinos (algas, *nori*, etc.)
- ✦ Chalotes
- ✦ Arvejas
- ✦ Calabaza espagueti
- ✦ Retoños y brotes germinados
- ✦ Calabaza de verano (amarilla)
- ✦ Tomate
- ✦ Castañas de agua
- ✦ Berro
- ✦ *Zucchini*

Vegetales con almidón

Los vegetales ricos en almidón son parte de los menús del Segundo paso *solo* en las recetas específicas para desayunos y almuerzos, y en algunas opciones de refrigerios. Consúmelos solo cuando se especifiquen para una comida en particular y examina cuidadosamente el tamaño de la porción.

- ✦ **Frijoles (legumbres)**
- ✦ **Habichuelas**
- ✦ **Lentejas**
- ✦ **Camote**

Granos integrales

Los granos integrales están incorporados en los menús del Segundo paso *solo* en las recetas específicas para desayunos y almuerzos, y en algunas opciones de refrigerios. Consume granos integrales solo cuando se especifiquen para una comida en particular, y examina el tamaño de la porción cuidadosamente.

+ *Muffins* VIDA (ver recetas pág. 124)
+ Mini pita de trigo integral (no más de 70 calorías)
+ Pan de trigo integral bajo en calorías (no más de 45 calorías por tajada)
+ Galletas de arroz (de 45 calorías o menos)
+ Germen de trigo
+ Pan de cereales integrales (cualquier marca en la que aparezca "trigo integral" como el primer ingrediente de la lista)
+ Cereal integral (cualquier marca con 120 calorías o menos por ¾ a 1 taza, con un máximo de 6 gramos de azúcar y un mínimo de 3 gramos de fibra)
+ **Muffin inglés de grano integral (cualquier marca con 130 calorías o menos)**
+ Avena integral (sin sabor, en hojuelas, tradicional o instantánea)
+ **Envuelto de tortilla de grano integral (no más de 100 calorías por envuelto)**

Frutas

Las frutas se incorporan en el menú del Primer paso *solo* en recetas específicas de desayunos, almuerzos y cenas, así como en algunas opciones de refrigerio en la tarde. Consume frutas solo si están incluidas en una comida. Toma nota cuidadosa de consumir solo la cantidad enumerada: Algunas comidas sugieren "media porción" y otras sugieren una "porción entera". Nota: Asegúrate de consumir la porción correcta al sustituir alimentos.

Opciones de MEDIA porción de fruta
+ Manzana: 1 pequeña (del tamaño de la palma de la mano)
+ Albaricoque: 6 mitades deshidratados o 3 enteros (frescos o deshidratados)

- ✦ Banana: ½ de tamaño mediano
- ✦ Bayas o frutos del bosque: ¾ de taza de arándanos, frambuesas, moras, moras de Castilla (*boysenberries*), o fresas partidas sin azúcar, frescas o congeladas; o 10 fresas enteras
- ✦ Melón: ¼ mediano, o 1 taza en cubos
- ✦ Cerezas (frescas): ½ taza (10 enteras aprox.)
- ✦ Clementinas: 2
- ✦ Ensalada de frutas: ½ taza de ensalada natural (sin azúcar)
- ✦ Pomelo o toronja: ½ (roja, rosada o blanca)
- ✦ Uvas (sin semillas): ½ taza (rojas, púrpuras, verdes o negras)
- ✦ Melón: 1 taza en cubos
- ✦ Kiwi: 1 entero
- ✦ Mango: ½ taza de trozos congelados o frescos (sin azúcar)
- ✦ Melocotón: 1 entero
- ✦ Naranja: 1 mediana
- ✦ Papaya (fresca): 1 taza en cubos
- ✦ Durazno: 1 entero
- ✦ Pera: ½ grande o 1 pequeña
- ✦ Piña en trozos (fresca): ½ taza
- ✦ Ciruela: 1 grande
- ✦ Granada: ½ de tamaño mediano
- ✦ Ciruelas pasas: 3
- ✦ Uvas pasas: 2 cucharadas
- ✦ Mandarina: 1 entera
- ✦ Sandía: 1 taza en cubos.

Opciones de frutas ENTERAS

- ✦ Manzana: 1 grande
- ✦ Albaricoque: 12 mitades deshidratados o 6 enteros (frescos o deshidratados.
- ✦ Banana: 1 entera
- ✦ Bayas o frutos del bosque: 1½ tazas de arándanos, frambuesas, moras, moras de Castilla o fresas partidas sin azúcar, frescas o congeladas (o 20 fresas enteras)

- ✦ *Cantaloupe*: ½ de tamaño mediano, o 2 tazas en cubos
- ✦ Cerezas (frescas): 1 taza (20 enteras aprox.)
- ✦ Clementinas: 3
- ✦ Ensalada de frutas: 1 taza de ensalada natural (sin azúcar)
- ✦ Toronja o pomelo: 1 entera (roja, rosada o blanca)
- ✦ Uvas (sin semillas): 1 taza (rojas, púrpuras, verdes o negras)
- ✦ Melón: 2 tazas en cubos
- ✦ Kiwi: 2 enteros
- ✦ Mango: ½ taza de trozos frescos o 1 taza de trozos congelados (sin azúcar)
- ✦ Melocotón: 2 enteros
- ✦ Naranja: 2 medianas
- ✦ Papaya (fresca): 2 tazas en cubos
- ✦ Durazno: 2 grandes
- ✦ Pera: 1 grande
- ✦ Piña en trozos (fresca): 1 taza
- ✦ Ciruela: 2 grandes
- ✦ Granada: 1 mediana
- ✦ Ciruelas pasas: 6
- ✦ Uvas pasas: ¼ taza
- ✦ Mandarina: 2
- ✦ Sandía: 2 tazas en cubos

Adobos, condimentos, aderezos y grasas saludables

Tu programa de comidas del Segundo paso utiliza los siguientes ingredientes para darles sabor y realzar tus comidas. Algunos de estos condimentos, como el vinagre, la mostaza y la salsa picante también están incluidos en la Lista ilimitada (ver la pág. 41), así que puedes utilizarlos en las cantidades que desees en CUALQUIER comida o refrigerio, independientemente de si las comidas los mencionan o no. Para los artículos que no se encuentren en la Lista ilimitada, como por ejemplo, el *ketchup*, la mayonesa y los aderezos para ensalada, consume siempre las porciones indicadas en tu programa de comidas.

- ✦ Aguacate
- ✦ Chiles o ajíes, frescos o enlatados en vinagre/agua
- ✦ Extractos (vainilla, almendra, menta, etc.)
- ✦ Rábano picante
- ✦ Salsa picante
- ✦ *Ketchup*
- ✦ Limón amarillo fresco
- ✦ Limón verde fresco
- ✦ Salsa marinara (elige las marcas con 60 calorías o menos por porción de media taza)
- ✦ Mayonesa baja en grasas (cualquier marca con 25 calorías o menos por cucharada)
- ✦ Mostaza (común, con especias, Dijon, o tipo "*brown*")
- ✦ Aceite de cocina en aerosol (cualquier variedad)
- ✦ Frutos secos (almendras, pistachos, nueces, etc.)
- ✦ Mantequilla de frutos secos (de maní, soya, almendras, etc.)
- ✦ Aceite de oliva
- ✦ **Aceitunas**
- ✦ **Jugo de naranja (100% natural)**
- ✦ Aderezo César para ensalada (utiliza solo para la opción de ensalada César al almuerzo; cualquier marca que no contenga más de 80 calorías por 2 cucharadas)
- ✦ Aderezo para ensalada bajo en calorías (cualquier marca que no contenga más de 40 calorías por dos cucharadas)
- ✦ Aderezo para ensalada, cualquiera de las recetas de *La dieta de tu vida* (pág. 63)
- ✦ Salsa (suave o picante; de cualquier marca, sin azúcar agregada ni sirope de maíz
- ✦ Salsa de soya baja en sodio
- ✦ Salsa *teriyaki* baja en sodio
- ✦ Vinagre de cualquier tipo (no vinagreta)
- ✦ **Vinagre de vino tinto**
- ✦ *Wasabi*

- Salsa *Worchestershire*
- Hierbas y especias
  - Pimienta de Jamaica
  - Semillas de anís
  - Albahaca
  - Hojas de laurel
  - Cardamomo
  - Pimienta de Cayena
  - Semillas de apio
  - Chile en polvo
  - Cinco especias chinas
  - Cebollino
  - Cilantro
  - Canela
  - Clavos
  - Coriandro
  - Comino
  - Curry en polvo
  - Eneldo
  - Ajo en polvo
  - Jengibre
  - Limonaria o hierba de limón
  - Mejorana
  - Menta
  - Mostaza
  - Semillas de mostaza
  - Nuez moscada
  - Adobo *"Old Bay"*
  - Cebolla en polvo
  - Orégano
  - Páprika
  - Perejil
  - Pimienta molida o entera

+ Condimento de pastel de calabaza
+ Chile en hojuelas
+ Romero
+ Salvia
+ Mezcla de condimentos (sin azúcar ni sal agregada)
+ Estragón
+ Tomillo
+ Cúrcuma

Bebidas

+ Club soda
+ Café sin edulcorantes naturales o artificiales, incluyendo azúcar o stevia. Sin crema ni leche entera. Puedes agregar leche al 1% o leche de soya baja en grasas.
+ Café con sabores naturales sin calorías y sin edulcorantes naturales y artificiales (ver recetas pág. 37)
+ **Gaseosa dietética y otras bebidas dietéticas (cada lata de 12 onzas o botella de 20 onzas equivale a la mitad de los edulcorantes artificiales permitidos diariamente)**
+ *Agua seltzer* (sin sabor o con sabores naturales)
+ Agua mineral con gas
+ Té (negro, con leche, verde, de hierbas, sin azúcar o miel agregadas; sin edulcorantes artificiales, a menos que los cuentes dentro de los permitidos diariamente)
+ Agua
+ Aguas con sabores naturales, sin calorías (ver recetas pág. 38)

LISTA DE REFRIGERIOS ACEPTADOS EN LA TARDE (100–150 calorías)

Puedes sustituir los refrigerios de la tarde que aparecen en tu menú por las siguientes opciones. Consume uno por día y préstale especial atención a las porciones indicadas.

Opciones con Queso

+ 1 onza de queso magro o sin grasas con todas las barritas de apio con pimienta que desees

+ 1 onza de queso magro o sin grasas con una mini pita integral (no más de 70 calorías) o una galleta de arroz

+ 1 onza de queso magro o sin grasas con 10 almendras crudas o 15 pistachos

+ 1 barra de queso parcialmente descremado y MEDIA porción de fruta (ver la lista)

+ 4 cucharadas rasas de queso crema bajo en grasas con todos los tallos de apio que desees

+ ½ taza de queso *cottage* magro o sin grasas, con MEDIA porción de fruta

+ ½ taza de queso *cottage* magro o sin grasas con cantidades ilimitadas de vegetales sin almidones (tomates tipo *cherry*, pimiento rojo en julianas, apio o zanahoria *baby*)

+ ¾ de taza de queso *cottage* magro o sin grasas, solo o con canela

+ 1 tostada de pan integral baja en calorías (cualquier marca con 45 calorías o menos) con 1 onza de queso tajado magro o sin grasas y rodajas de tomate opcionales

+ 1 tostada de pan integral baja en calorías (cualquier marca con 45 calorías o menos por tajada) con 1 cucharada rasa de queso crema bajo en grasas

Opciones de yogur

+ 8 onzas de yogur natural, griego o de vainilla sin grasas (ni edulcorantes artificiales)

+ 6 onzas de yogur natural, griego o de vainilla sin grasas (ni edulcorantes artificiales), con 2 cucharadas de germen de trigo o semillas de linaza molidas

+ 6 onzas de yogur natural, griego o de vainilla sin grasas (sin edulcorantes artificiales), complementadas con MEDIA porción de fruta

+ 8 onzas de yogur de sabores (cualquier marca que tenga 150 calorías o menos por cada 8 onzas)

- ✦ 6 onzas de yogur de sabores (cualquier marca que tenga 100 calorías o menos por cada 6 onzas), con dos cucharadas de germen de trigo o de semillas de lino molidas
- ✦ 6 onzas de yogur de sabores (cualquier marca que contenga 100 calorías o menos por cada 6 onzas), acompañadas de MEDIA porción de fruta
- ✦ Budín de vainilla y calabaza: 6 onzas de yogur de vainilla bajo en grasa (cualquier marca que contenga 100 calorías o menos por cada 6 onzas) mezclado con ½ taza de puré de calabaza 100% puro y canela al gusto

Opciones de frutos secos y mantequilla de frutos secos
- ✦ 10 almendras crudas o 15 pistachos y MEDIA porción de fruta
- ✦ 10 almendras crudas o 15 pistachos y ½ taza de salsa de manzana natural sin azúcar agregada
- ✦ 20 almendras crudas
- ✦ 30 pistachos
- ✦ 2 cucharaditas rasas de mantequilla de maní natural y MEDIA porción de fruta (por ejemplo, ½ banana o 1 manzana pequeña)
- ✦ 1 cucharada rasa de mantequilla de maní natural y los tallos de apio que desees
- ✦ 1 tostada de pan integral baja en calorías (cualquier marca con 45 calorías o menos por tajada) con 1 cucharada rasa de mantequilla de maní natural

Opciones de fruta
- ✦ 1 banana congelada
- ✦ 1 taza de uvas congeladas
- ✦ Una porción de fruta entera
- ✦ 1 naranja (o MEDIA porción de otra fruta) y un mini pan pita integral (que no tenga más de 70 calorías)
- ✦ 1 batido VIDA (ver receta pág. 136)

Otras opciones

+ 4 onzas de pechuga de pavo con lechuga y mostaza
+ 1 mini pita integral máximo 70 calorías) con 2 cucharadas rasas de _hummus_ (cualquier variedad)
+ ¼ de taza de hummus (cualquier variedad) con todas las rodajas de pepino, barras de apio y/ pimiento rojos, amarillos y verdes que desees
+ 1 taza de frijoles _edamame_ hervidos con las vainas (frijoles de soya verdes, frescos o congelados)
+ **½ aguacate mediano maduro con jugo de limón, sal y pimienta al gusto**
+ **1 galleta de arroz con un huevo duro (o 4 claras de huevo)**
+ **1 tostada de pan integral baja en calorías (cualquier marca que tenga 45 calorías o menos por tostada), acompañada con un huevo duro, triturado y mezclado con cebolla molida y 1 cucharadita de mayonesa baja en grasa**
+ **1 _muffin_ VIDA (ver receta pág. 124)**
+ **1 barra VIDA (o cualquier barra que cumpla con los siguientes requisitos: 150 calorías o menos; 3 + gramos de fibra; sin grasas trans y no más de 2 gramos de grasas saturadas)**

LISTA ILIMITADA DE ALIMENTOS Y BEBIDAS

Disfrútalos en cantidades ilimitadas a cualquier hora del día.

+ TODOS los vegetales no almidonados (ver la lista de vegetales en la pág. 29)
+ Club soda (con jugo fresco de limón opcional)
+ Café (negro o con leche al 1%, o leche de soya. Sin azúcar)
+ Café cero calorías con sabor natural y sin azúcar (ver recetas pág. 37)
+ Extractos (vainilla, almendra, menta, etc.)
+ Hierbas y especias (ver lista en pág. 36)
+ Rábano picante
+ Salsa picante
+ Rodajas de limón verde y amarillo

- ✦ Caldo bajo en sodio
- ✦ Mostaza (regular, Dijon, con especias o tipo "*brown*")
- ✦ Aceite de cocina en aerosol
- ✦ Vinagreta para ensaladas con balsámico VIDA
- ✦ **Salsa (suave o condimentada, cualquier marca sin azúcar ni sirope de maíz)**
- ✦ Agua *seltzer* (sin sabor o con sabores naturales, o con jugo de limón fresco opcionales)
- ✦ Agua mineral con gas
- ✦ **Salsa de soya baja en sodio**
- ✦ Té (helado o caliente, con limón o leche magra, al 1%, o leche de soya solamente. Sin azúcar o miel añadidos)
- ✦ Vinagre (cualquier variedad)
- ✦ *Wasabi*
- ✦ Agua (con jugo de limón fresco, opcional)
- ✦ Aguas con sabores naturales y cero calorías (ver receta pág. 38)
- ✦ **Salsa Worcestershire**

JANICE MIELARCZYK

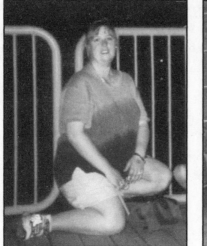 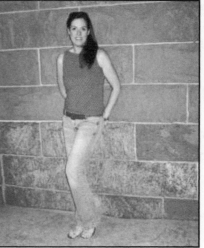

LIBRAS PERDIDAS: ¡75!

EDAD: 40

ESTATURA: 5'5"

ANTES: 205 libras, talla 20/22

DESPUÉS: 130 libras, talla 6

✦

LOGROS DE DELGADA: Corro, practico kayak y ¡estoy en clases de *spinning*! Nunca fui deportista; mi lema personal siempre ha sido: "No sudo por gusto". Pero ahora disfruto mucho de la actividad física. He encontrado el ritmo y el peso naturales de mi cuerpo.

DESAFÍOS DE DELGADA: Me encanta la comida. Sé que todo el mundo lo dice, pero realmente me encanta. Comer era el centro de todas nuestras reuniones sociales. Pero me digo a mí misma que puedo comer lo que quiera y usar la ropa que quiera. Mi nueva afición es vestir ropa de diseñadoras como Donna Karan y Vera Wang.

PALABRAS SABIAS: Todo el mundo quiere saber cuánto tiempo tomará. El tiempo correrá sin importar lo demás, ¿así que por qué no esforzarse en perder peso?

¿PERDISTE PESO CON FACILIDAD?

No. Llegué a la marca de las 200 antes de darme cuenta de que tenía que perder 60 libras. ¡Sesenta!, creí que no sería capaz. Aun así hice dieta por toda una semana. Comí muy poco, o por lo menos eso creía, porque en la noche comía de todo. Aun así, seguí sufriendo, y al final de la semana había *subido* una libra.

¿CÓMO TE RECUPERASTE?

Tuve que repensar lo que estaba haciendo. En lugar de concentrarme en perder 61 libras, me concentré en perder una. Así por lo menos estaría en el mismo lugar de la semana anterior. Eso parecía razonable y la semana siguiente perdí 4 libras. Después, mi meta fue perder solo una libra por semana.

¿TIENES ALGUNOS TRUCOS PARA PERDER PESO?

Llevo un diario de alimentación durante una semana por mes. Lo llevaba todos los días cuando estaba perdiendo peso de manera más activa. Pero ahora sé lo que estoy haciendo. Sin embargo no quiero sentirme demasiado confiada con el proceso, descarrilarme y volver a subir de peso. Todos los días me peso en la báscula, pero llevo el diario una semana al mes para mantenerme en línea.

CON RESPECTO A TU ESFUERZO PARA PERDER PESO...

Cuando pesaba 205, yo sentía ese peso a nivel físico y mental: mis sensaciones, mi falta de energía, lo que la gente pensaba de mí. Un peso saludable significa tomar decisiones todos los días, pero mientras más decisiones correctas se tomen, todo será más fácil. Perdí peso para lucir mejor, pero lo mantengo porque me siento muy bien.

LECCIONES APRENDIDAS DE *LA DIETA DE TU VIDA*

NO HAY NADA TAN DELICIOSO COMO SENTIRSE DELGADO. *La decisión es tuya. Aunque puede ser duro (y frustrante) examinar lo que comes, ciertamente es duro y aun más frustrante sentirte lenta y pesada.*

Segundo paso
Menús y recetas

En las siguientes páginas encontrarás los programas de comidas para los 14 días del Segundo paso.

Siéntete libre de repetir o cambiar las comidas correspondientes: desayuno por desayuno, almuerzo por almuerzo o cena por cena (*solamente* dentro de las comidas del Primer y Segundo paso).

Los miembros del programa en línea www.JoyBauer.com, tendrán acceso a una mayor cantidad de recetas y comidas del Segundo paso. Ve la pág. 120 para una lista de comidas rápidas y de fácil preparación.

Si tienes que comer por fuera durante las próximas dos semanas, sigue las Opciones de Restaurantes para el Segundo paso de *La Dieta de tu Vida* en la pág. 122.

Instrucciones especiales para todos los hombres y para algunas de las mujeres activas

(Sigue estas instrucciones si eres un hombre o una mujer menor de 40 años y haces más de una hora de ejercicio cardiovascular al menos 6 días a la semana).

Aunque hay porciones específicas de proteína (claras de huevo, carne, pollo, pavo, pescado, mariscos y tofu) para cada comida, todos los hombres y las mujeres activas pueden comer cantidades *ilimitadas* de proteína solo en las comidas; es decir, al desayuno, almuerzo y comida, pero no durante el resto del día.

Instrucciones especiales para vegetarianos

Consume leche de soya baja en grasas, yogur de soya y queso de soya en vez de productos lácteos. Reemplaza la carne de res y de aves por porciones equivalentes de pescado, mariscos, *tempeh* o sustitutos de carne. Si vas a reemplazar la carne por tofu, duplica el tamaño de la porción indicada (ya que el tofu es menos denso que la carne). También puedes reemplazar el pavo y las carnes por hamburguesas vegetarianas.

Extra Saludable VIDA

Disfruta uno por día de la lista de alimentos permitidos (pág. 79).

DESAYUNO

Muffin VIDA* (pág. 124) con huevo duro

> **puedes disfrutar de todas las variedades de muffins VIDA: de manzana y canela, de mango y jengibre, de zanahoria con especias, de cerezas y chocolate amargo, de banana y arándanos.*

ALMUERZO

Ensalada de pollo al curry con arvejas (pág. 132)

Todas las barritas crujientes de apio con pimienta que desees

REFRIGERIO

Fruta y nueces

> *Cualquier MEDIA porción de fruta + 10 almendras crudas o 15 pistachos*

CENA

Ensalada para la cena VIDA (pág. 62)

~ o ~

2 tazas de Sopa de vegetales VIDA (pág. 66)

Lomito con salsa cremosa de rábano picante

> *Un filete magro de lomito de 5 onzas sazonado a tu gusto. Calienta una sartén o parrilla grande a fuego medio-alto y cocina a tu gusto.*
>
> *Complétalo con 1 cucharada de crema agria baja en grasas o sin grasas y 1 cucharadita de rábano picante*

Tomates parmesanos al horno (pág. 145)

DESAYUNO

Muffin inglés con queso crema, tomate y salmón ahumado (Lox)

> *Un muffin inglés e integral partido (cualquier marca que contenga 130 calorías o menos) con dos cucharadas de queso crema bajo en grasas o sin grasas (una cucharada por tajada), todo el tomate que desees en rodajas, y dos lonchas de salmón ahumado de 2 onzas (una onza por cada tajada). Puedes reemplazar el muffin inglés por dos tostadas de pan integral bajo en calorías (de 45 o menos por tajada), y agregarle anillos de cebollas si deseas.*

ALMUERZO

Hamburguesa de pavo con vegetales verdes

> *Una hamburguesa de pavo de 5 onzas (pág. 71) sobre vegetales verdes o espinaca con toda la lechuga, el tomate, la cebolla, y/o los pepinillos en vinagre que desees*

> *2 cucharadas de ketchup o salsa (opcional)*

Vegetales crudos o al vapor

> *Los vegetales aprobados que elijas en la cantidad que desees*

REFRIGERIO

> *1 barra de queso descremado con MEDIA porción de fruta*

CENA

Ensalada para la cena VIDA (pág. 62)

~ o ~

2 tazas de Sopa de vegetales VIDA (pág. 66)

Pollo a la florentina (pág. 143)

DESAYUNO

Cacerola de camote (pág. 129)

ALMUERZO

Ensalada de atún y vegetales (pág. 132) sobre hojas de espinaca

~ y ~

2 galletas de arroz y rodajas de tomate

REFRIGERIO

Muffin VIDA

> *Cualquier sabor (pág. 124 a pág. 128)*

CENA

Ensalada para la cena VIDA (pág. 62)

~ o ~

2 tazas de Sopa de vegetales VIDA (pág. 66)

Kebabs de *halibut* al Tandoori (pág. 144)

Ensalada de pepinos agridulces

> *Pela medio pepino y pártelo en rodajas delgadas. Haz lo mismo con medio pimiento rojo. Mezcla 1 cucharadita de miel, 1 o 2 cucharadas de vino de arroz o vinagre de sidra sin azúcar, sal, y 1 cucharada de menta fresca picada (opcional) en un recipiente pequeño.*
>
> *Añade el aderezo y revuelve.*

DESAYUNO

Waffles integrales con yogur

2 waffles integrales (de cualquier marca, con 170 calorías o menos para los dos) con yogur sin sabor ni grasas de 6 onzas (100 calorías o menos por cada 6 onzas) o ½ taza de queso cottage bajo en grasas (1%)

ALMUERZO

Ensalada de pollo y manzana (pág. 133)

REFRIGERIO

Una galleta de arroz + un huevo duro (o 4 a 5 claras de huevo)

CENA

Ensalada para la cena VIDA (pág. 62)

~ o ~

2 tazas de Sopa de vegetales VIDA (pág. 66)

Salchicha de pavo con cebolla y pimientos salteados (pág. 147)

DESAYUNO

Huevos revueltos cremosos con tocino de pavo y cebollino

Mezcla en un recipiente 1 huevo grande y 3 claras de huevo, 2 cucharadas de crema agria o queso crema bajo en grasas o sin grasas, y 1 o 2 cucharadas de cebolla verde o cebollino picado.

Engrasa una olla con aceite de cocina en aerosol y cocina a fuego medio.

Sirve con 2 rodajas de tocino de pavo bajo en grasas.

ALMUERZO

Pizza de pan pita integral (pág. 130)

REFRIGERIO

Una fruta entera (pág. 170)

CENA

Ensalada para la cena VIDA (pág. 62)

~ o ~

2 tazas de Sopa de vegetales VIDA (pág. 66)

Habichuelas al vapor (la cantidad que desees)

DESAYUNO

Avena con calabaza

> *Prepara ½ taza de avena instantánea con agua según las instrucciones.*

> *Mezcla la avena cocinada con 1 cucharadita de extracto de vainilla, ½ taza de puré de calabaza 100% puro enlatado, una pizca de canela (opcional), y 2 a 3 cucharaditas de azúcar o edulcorante artificial (opcional).*

ALMUERZO

Omelet de vegetales

~ más ~

> *Un muffin inglés integral*

REFRIGERIO

> *¾ de taza de queso cottage bajo en grasas o sin grasas, con canela o solo*

CENA

Ensalada para la cena VIDA (pág. 62)

~ o ~

2 tazas de Sopa de vegetales VIDA (pág. 66)

Pollo con miel y mostaza

> *Mezcla 2 cucharadas de mostaza Dijon, 2 cucharaditas de miel y pimienta negra al gusto. Saltea o asa una pechuga de pavo sin piel ni huesos de 5 onzas utilizando aceite de cocina en aerosol. Aplica la mitad de la mezcla de miel y mostaza cinco minutos antes de apagar el fuego. Sirve y utiliza la mezcla de miel y mostaza restante como un "dip" o salsa para el pollo.*

Espárragos horneados con balsámico

> *Precalienta el horno a 350 °F. Coloca los espárragos en una fuente de hornear engrasada con aceite de cocina en aerosol.*

> *Vierte 1 a 2 cucharadas de vinagre balsámico sobre los espárragos y sazona con sal y pimienta a tu gusto.*

> *Hornéalos por 20 minutos.*

DESAYUNO

Pomelo horneado con queso *cottage*.

> *Corta 1 pomelo por la mitad. Vierte 1 cucharadita de azúcar morena o granulada (opcional) en cada mitad. Hornéalo de 3 a cinco 5 minutos o hasta que haga burbujas.*

> *Acompáñalo con ½ media taza de queso cottage al 1% de grasas.*

ALMUERZO

Sándwich de pavo de Acción de Gracias

> *Unta 2 cucharadas de queso crema bajo en grasas o sin grasas en 2 tajadas de pan integral ligeramente tostado y bajo en calorías (1 cucharada por tajada).*

> *Coloca cuatro onzas de pechuga de pavo, rúgula, espinaca o lechuga romana, y 1 cucharada de salsa de arándanos rojos encima.*

Zanahorias *baby*

> *Todas las que desees*

REFRIGERIO

> *Yogur sin sabor, griego, o con sabor, de 6 onzas (cualquier marca con 100 calorías o menos)*

> *+ MEDIA porción de fruta (ver lista en la pág. 32)*

CENA

Ensalada para la cena VIDA (pág. 62)

~ o ~

2 tazas de Sopa de vegetales VIDA (pag. 66)

Camarones a la *Chesapeake* (pág. 142)

Quingombó (Okra) y tomates estofados (pág. 142)

> *(O zucchini, calabaza de verano, quingombó o habichuelas al vapor ilimitados)*

DESAYUNO

Batido VIDA (pág. 136)

Elige entre: Banana y cardamomo, mango y arándanos, sabor a helado, o banana y fresa

~ más ~

Tocino de pavo

3 lonchas

ALMUERZO

Sándwich abierto de atún (pág. 134)

REFRIGERIO

Pechuga de pavo de 4 onzas enrollada con lechuga y mostaza

CENA

Ensalada para la cena VIDA (pág. 62)

~ o ~

2 tazas de Sopa de vegetales VIDA (pág. 66)

Quiche VIDA (pág. 141)

DESAYUNO

Panqueques de manzana y canela cubiertos con yogur (pág. 129)

ALMUERZO

Ensalada de salmón con vegetales verdes

6 onzas de salmón enlatado (sin huesos ni piel) en puré con 1 cucharada de mayonesa baja en grasas, 1 o 2 cucharaditas de mostaza Dijon, cebolla picada (opcional), ½ cucharadita de salsa inglesa (opcional) y pimienta negra al gusto.

Sirve sobre vegetales verdes con 2 a 4 cucharadas de aderezo bajo en calorías (o una cucharadita de aceite de oliva y todo el vinagre o limón que desees).

REFRIGERIO

Mantequilla de maní natural (1 cucharada rasa) y todas las barras de apio que desees

CENA

Ensalada para la cena VIDA (pág. 62)

~ o ~

2 tazas de Sopa de vegetales VIDA (pág. 66)

Pollo a la putanesca (pág. 143)

DESAYUNO

Desayuno "BLT" (Tocino con lechuga y tomate)

Un muffin inglés integral (cualquier marca de 130 calorías o menos)

3 lonchas de tocino magro de pavo, rodajas de tomate, hojas de lechuga, y 1 cucharada de mayonesa baja en grasas

ALMUERZO

Queso *cottage* y fruta

1 taza de queso cottage sin grasas o al 1%, más

Una fruta entera, más

1 cucharada de frutos secos partidos o 2 cucharadas de semillas de linaza trituradas, o 2 cucharadas de germen de trigo

REFRIGERIO

Una galleta de arroz + un huevo duro

CENA

Ensalada para la cena VIDA (pág. 62)

~ o ~

2 tazas de Sopa de vegetales (pág. 66)

Pastel de carne VIDA (pág. 146)

DESAYUNO
Omelet de jamón y queso con cebollino (pág. 131)

ALMUERZO
Pita mediterránea con ensalada de tomate y pepino

> *2 mini pitas integrales*

> *¼ de taza de hummus*

> *Lechuga, tomate, pepino, germinado de soya, zanahoria rayada*

> *Disfruta en la cantidad que desees del pepino, tomate y cebolla roja aderezada con una cucharadita de aceite de oliva y vinagre de vino tinto; sazona con pimienta molida, sal y orégano al gusto.*

REFRIGERIO

> *Un muffin VIDA (de cualquier sabor, pág. 124 a pág. 128)*

CENA
Ensalada para la cena VIDA (pág. 62)

~ o ~

2 tazas de Sopa de vegetales (pág. 66)

Lomito a la parrilla

> *5 onzas de carne magra, sazonada a tu gusto con los aderezos/ hierbas/ condimentos permitidos.*

> *Precalienta una sartén grande o parrilla a fuego medio-alto y cocina hasta el punto preferido.*

Brócoli con ajo

> *Precalienta el horno a 450 °F. Corta un pedazo grande de brócoli y pártelo en cogollitos.*

> *Viértele 1 diente de ajo picado (1 cucharadita) y sazónalo con sal y pimienta.*

> *Envuélvelo en papel aluminio y hornéalo de 8 a 10 minutos.*

DESAYUNO

Rodajas de manzana con mantequilla de maní

Una manzana en rodajas con 2 cucharadas rasas de mantequilla de maní natural

ALMUERZO

Tortilla con pavo (pág. 134)

Todas las barras crujientes de apio con pimienta que desees.

REFRIGERIO

20 almendras crudas o 30 pistachos

CENA

Ensalada para la cena VIDA (pág. 62)

~ o ~

2 tazas de Sopa de vegetales (pág. 66)

Ceviche de camarones con lima (pág. 146)

DESAYUNO

Pizza de desayuno (pág. 130)

ALMUERZO

Sopa de lentejas y ensalada

2 tazas de sopa de lentejas o de frijoles negros*

Ensalada de vegetales verdes con 2 cucharadas de aderezo light
o 1 cucharadita de aceite de oliva y la cantidad deseada de vinagre
y limón fresco

*Si compras la sopa preparada, que sea de 300 calorías o menos por dos tazas.

También puedes consumir la Sopa minestrone VIDA (pág. 135)

REFRIGERIO

1 taza de uvas frías o congeladas

CENA

Ensalada para la cena VIDA (pág. 62)

~ o ~

2 tazas de Sopa de vegetales (pág. 66)

Pollo, salmón, carne o tofu a la *teriyaki* (pág. 68 a pág. 70)

DESAYUNO

Panqueque de avena VIDA (pág. 131)

ALMUERZO

Sándwich abierto de atún o pavo (pág. 134)

La cantidad de barritas crujiente de apio con pimienta y pepino en rodajas que desees

REFRIGERIO

1 taza de frijoles edamame frescos o congelados, hervidos con las vainas

CENA

Ensalada para la cena VIDA (pág. 62)

~ o ~

2 tazas de Sopa de vegetales (pág. 66)

Tilapia o salmón al horno

Precalienta el horno a 400 °F y engrasa el papel para hornear con aceite de cocina en aerosol.

Coloca un filete de tilapia o salmón (de 6 onzas) sobre el papel y adoba con jugo de limón, sal, pimienta y los condimentos que prefieras. Hornéalo de 15 a 20 minutos, o hasta que el pescado éste opaco y cocinado.

Espinacas salteadas (pág. 68)

segundo paso

DESAYUNOS

Waffles integrales con yogur (Día 4)

> *Ahorrador de tiempo: parte los waffles tostados en tiras y sumérgelos en un recipiente de yogur de 6 onzas. Podrás comerlos en cualquier lugar.*

Pomelo al horno con queso *cottage* (Día 7)

> *Ahorrador de tiempo: come el pomelo fresco (o cualquier MEDIA porción de fruta) en lugar de hornearlo.*

Rodajas de manzana con mantequilla de maní (Día 12)

Panqueque de avena VIDA (Día 14)

ALMUERZOS

Sándwich abierto de atún (Día 8)

> *Ahorrador de tiempo: reemplaza el queso bajo en grasas por una rodaja de tomate.*

Ensalada de salmón con vegetales verdes (Día 9)

> *Ahorrador de tiempo: utiliza simplemente el tipo de lechuga que tengas. ¡No necesitas agregarle nada más!*

Queso *cottage* y fruta (Día 10)

Tortilla de pavo envuelta (Día 12)

> *Ahorrador de tiempo: utiliza zanahorias baby directamente de la bolsa.*

Sopa de lentejas y ensalada (Día 13)

> *Ahorrador de tiempo: utiliza sopa empacada (cualquier marca con 300 calorías o menos por porción de dos tazas). Para la ensalada, utiliza la lechuga que tengas en el refrigerador. No necesitas agregarle nada.*

comidas fáciles de preparar

segundo paso

CENAS

Ensalada VIDA (todos los días)

> *Ahorrador de tiempo: abre una bolsa de ensalada prelavada y rocíala con un poco de aderezo bajo en calorías o vinagre balsámico.*

Lomito con salsa de rábano picante y tomate parmesano al horno (Día 1)

> *Ahorrador de tiempo: reemplaza el rábano picante con 2 cucharadas de ketchup o salsa para carne. También puedes disfrutar de tu carne sin salsa. Omite el tomate parmesano al horno y disfruta de cualquier vegetal no almidonado.*

Salchicha de pavo con pimientos y cebollas salteados (Día 4)

Lomo de cerdo con naranja y mostaza y vegetales al vapor (Día 5)

Pollo con miel y mostaza y espárragos con vinagre balsámico (Día 6)

> *Ahorrador de tiempo: omita la receta de espárragos con vinagre balsámico y simplemente cocínalos en el microondas (agrega sal, pimienta y tu aderezo preferido).*

Lomito a la parrilla con brócoli y ajo (Día 11)

> *Ahorrador de tiempo: omite la receta de brócoli y ajo y cocina el brócoli o la coliflor en el microondas (con sal y pimienta a tu gusto).*

Tilapia o salmón al horno con espinacas salteadas (Día 14)

> *Ahorrador de tiempo: cocina espinacas congeladas en el microondas (con sal y pimienta al gusto) en lugar de las espinacas salteadas.*

comidas fáciles de preparar

Opciones de restaurantes para el Segundo paso de *La dieta de tu vida*

Algunas opciones del menú del Primer paso se pueden ordenar con facilidad en un restaurante, siempre y cuando estés dispuesto a hacer ciertas sugerencias sobre la preparación de los platos. También hay algunas comidas que puedes ordenar cuando quieras y casi en cualquier sitio. (Recuerda siempre: si no encuentras un alimento en la siguiente lista o en la de los Alimentos ilimitados, ¡no lo comas! Por ejemplo, no consumas pan, arroz, fruta extra, aderezos ricos en grasa, salsas, etc.).

Desayuno

Opción # 1: Omelet de claras de huevo y tus vegetales favoritos (sin queso, pues la mayoría de los restaurantes no tiene queso bajo en grasas), más ½ pomelo o ¼ de *cantaloupe*, o una porción de bayas frescas o de ensalada de frutas.

Opción # 2: Un huevo duro con una taza de avena. Acompaña la avena con algunas cucharadas de bayas o 1 cucharadita o sobre de azúcar. (También puedes utilizar edulcorante artificial).

Opción # 3: Huevos revueltos con tomates picados y hierbas + una tajada de pan integral tostado.

Acompaña estas opciones con alguna de las siguientes bebidas: Café (negro, o con leche magra, al 1% o de soya), o té (helado o caliente, sin azúcar ni edulcorantes, con limón o leche magra o al 1%).

Almuerzo

Opción # 1: Ensalada grande con vegetales crudos y pollo o pavo sin piel a la parrilla, o pescado/mariscos (sin queso). Aderézala con vinagre balsámico o limón fresco, o con dos cucharadas de aderezo bajo en calorías.

Opción # 2: Hamburguesa de pavo sin pan, con lechuga, tomate, cebolla, pepinillos, y opción de *ketchup* y/o mostaza. Disfruta tu hamburguesa con vegetales crudos, al vapor, o con una ensalada de vegetales y vinagre o jugo de limón.

Opción # 3: Sándwich de pavo con UNA rodaja de pan integral (descarta la otra) disfrútalo con cualquiera de los siguientes acompañamientos: lechuga, tomate, pimientos asados, cebolla, pepinillos y mostaza.

Opción # 4: Sopa de vegetales que no sea cremosa (lentejas, frijoles negros o vegetales), y una ensalada de vegetales mixtos (puedes omitir el queso, los "crutones" y otros ingredientes ricos en calorías). Sazónala con vinagre, jugo de limón
o 2 cucharadas de aderezo bajo en calorías.

Acompaña estas opciones con alguna de las siguientes bebidas: agua, *seltzer*, café
(negro, con leche magra, al 1% o de soya), y/o té (frío o caliente, sin azúcar ni
edulcorantes, con limón o leche magra o al 1%).

Cena

OPCIÓN # 1: RESTAURANTES GENERALES

Ensalada de la casa con vinagre o jugo de limón.

Pechuga de pollo sin piel, pescado, mariscos, o lomo de cerdo, pavo, o carne magra
de res (todas las opciones deben ser únicamente a la parrilla, horneadas, escalfadas, al vapor o hervidas).

Pide una porción doble de vegetales al vapor sin salsas.

OPCIÓN # 2: RESTAURANTES DE CARNES

Rodajas de tomate y cebolla con vinagre balsámico (no con "vinagreta" balsámica).

Coctel de camarones con limón y salsa de coctel.

Carne de res magra a la parrilla o al horno (el lomito y el *filet mignon* son buenas
opciones).

Brócoli, espinacas o habichuelas al vapor (agrégales limón, sal, y pimienta a tu gusto).

OPCIÓN # 3: RESTAURANTES CHINOS

Taza de sopa (puede ser de huevo, agridulce, o caldo de wonton sin wontones ni
fideos).

Pide pollo, camarones o tofu al vapor con vegetales, con la salsa de ajo a un lado y
agrega SOLO una cucharada a tu plato (puedes añadir salsa de soya baja en
sodio). Evita todos los demás alimentos (arroz, masas, fideos, wontones, etc.).

OPCIÓN # 4: RESTAURANTES JAPONESES

Cena Teriyaki:

Sopa de miso + pollo o salmón *teriyaki* con vegetales. Reemplaza el arroz por una
porción doble de vegetales.

Cena Sashimi:

Sopa de miso + frijoles *edamame* en su vaina + todo el sashimi que desees (pescado *sin arroz*). Puedes acompañar con jengibre, *wasabi* y salsa de soya, y con vegetales al vapor con salsa de soya baja en sodio o jugo de limón.

Acompaña las opciones con alguna de las siguientes bebidas: agua, seltzer, té (frío o caliente, sin azúcar ni edulcorantes, con limón, leche magra o al 1%).

Recetas—Desayunos

MUFFINS *VIDA* DE MANZANA Y CANELA

½ taza de salsa de manzana sin azúcar ni edulcorantes

½ taza de leche magra

½ taza de yogur natural sin grasas

4 claras de huevo

1 cucharadita de vainilla

½ taza de azúcar morena

1 cucharadita de polvo de hornear

1 cucharadita de bicarbonato de sodio

1½ cucharaditas de canela

½ cucharadita de nuez moscada

¼ de cucharadita de sal

2 tazas de harina de trigo integral

2 tazas de manzanas peladas y en cubitos (preferiblemente "Granny Smith")

Precalienta el horno a 350 °F. Prepara una bandeja con moldes para los *muffins* y engrasa con aceite de cocina en aerosol. Mezcla la salsa de manzana, la leche, el yogur, las claras de huevo y la vainilla en un recipiente grande. Agrega el azúcar, el polvo para hornear, el bicarbonato de sodio, la canela, la nuez moscada y la sal. Mezcla bien. Añade la harina y revuelve ligeramente. Incorpora las manzanas. Vierte la mezcla a los moldes con una cuchara. Hornéalos de 20 a 25 minutos aproximadamente, o hasta cuando insertes un palillo de dientes y éste salga limpio. Puedes congelar los *muffins* en un recipiente hermético, en una bolsa sellable, o empacarlos individualmente. Así se conservarán por un periodo máximo de dos meses. Para obtener mejores resultados, congela los *muffins* inmediatamente después de hornearlos y luego déjalos descongelar a la temperatura ambiental.

Rinde 12 muffins

MUFFINS *VIDA* DE MANGO Y JENGIBRE

½ taza de salsa de manzana sin azúcar ni edulcorantes

½ taza de leche magra

½ taza de yogur natural sin grasas

4 claras de huevo

1 cucharadita de vainilla

½ taza de azúcar morena

1 cucharadita de polvo de hornear

1 cucharadita de bicarbonato de sodio

1½ cucharadita de jengibre en polvo (o 1 cucharadita de jengibre molido
   o rayado)

¼ de cucharadita de sal

2 tazas de harina de trigo integral

2 tazas de mango pelado y en cubitos

Precalienta el horno a 350 °F. Engrasa una bandeja con moldes para los *muffins* con aceite de cocina en aerosol. Mezcla la salsa de manzana, la leche, el yogur, las claras de huevo y la vainilla en un recipiente grande. Agrega el azúcar, el polvo para hornear, el bicarbonato de sodio, el jengibre y la sal. Mezcla bien. Añade la harina y revuelve ligeramente. Incorpora el mango. Vierte la mezcla a los moldes con una cuchara. Hornéalos de 20 a 25 minutos aproximadamente, o hasta cuando insertes un palillo de dientes y éste salga limpio. Puedes congelar los *muffins* en un recipiente hermético, en una bolsa resellable, o empacarlos individualmente. Así se conservarán por un periodo máximo de dos meses. Para obtener mejores resultados, congela los *muffins* inmediatamente después de hornearlos y luego déjalos descongelar a la temperatura ambiental.

Rinde 12 muffins

MUFFINS *VIDA* DE ZANAHORIA Y ESPECIAS

1 taza de harina

½ taza harina de trigo integral

¼ de cucharadita de azúcar granulada

1 cucharadita de polvo para hornear

1 cucharadita de bicarbonato de sodio

2 cucharadas de semillas de linaza trituradas

1 cucharadita de canela en polvo

1 cucharadita de jengibre en polvo

½ cucharadita de nuez moscada en polvo

1 cucharadita de sal

1½ tazas de zanahoria sin piel, rayada

⅓ de taza de dátiles o uvas pasas sin semilla, picadas

½ taza de salsa de manzanas sin azúcar ni edulcorantes

½ taza de yogur sin sabor y sin grasas

¼ de cucharadita de extracto de vainilla

2 claras de huevo grandes

¼ de taza de miel

Precalienta el horno a 375 °F. Engrasa una bandeja con moldes para los *muffins* con aceite de cocina en aerosol. Mezcla todos los ingredientes secos en un recipiente grande. Agrega la zanahoria rayada y los dátiles picados; revuélvelos bien. Mezcla la salsa de manzana, el yogur, el agua, la vainilla, las claras de huevo y la miel en otro recipiente. Bátelos hasta lograr una mezcla uniforme. Vierte los ingredientes líquidos a la harina con la zanahoria y los dátiles y revuelve con una cuchara de madera. La mezcla deberá estar espesa. Viértelo con una cuchara en los moldes para los *muffins* y hornéalos a 375 °F durante 20 minutos, o hasta cuando insertes un palillo de dientes y éste salga limpio.

Puedes congelar los *muffins* en un recipiente hermético, en una bolsa resellable, o empacarlos individualmente. Así se conservarán por un periodo máximo de dos meses. Para obtener mejores resultados, congela los *muffins* inmediatamente después de hornearlos y descongélalos a temperatura ambiente antes de consumir.

Rinde 12 muffins

MUFFINS *VIDA* DE CHOCOLATE AMARGO Y CEREZAS

½ taza más 1 cucharada de miel de maple

½ taza de salsa de manzana sin azúcar

¾ de taza leche sin grasas

1 cucharada de café concentrado

3 claras de huevo grandes

¾ de taza de yogur de vainilla sin grasas

1 cucharadita de vainilla

1½ taza harina de trigo integral

½ cucharadita de sal

1 cucharadita de polvo para hornear

1 cucharadita de bicarbonato de sodio

6 cucharadas de cocoa en polvo sin azúcar ni edulcorantes

Precalienta el horno a 325 °F. Engrasa una bandeja con moldes para los *muffins* con aceite de cocina en aerosol. Mezcla bien todos los ingredientes secos en un recipiente grande. Mezcla los ingredientes húmedos en otro recipiente: la miel maple, la salsa de manzana, la leche, el café, la vainilla, las claras de huevo, y el yogur. Agrega los ingredientes húmedos y mezcla bien. Incorpora las cerezas. Vierte la mezcla en los recipientes de los *muffins* hasta llenar las dos terceras partes del recipiente. Hornéalos de 20 a 25 minutos a 325 °F, o hasta cuando insertes un palillo de dientes y éste salga limpio. Puedes congelar los *muffins* en un recipiente hermético, en una bolsa sellable, o empacarlos individualmente. Así se conservarán por un periodo máximo de dos meses. Para obtener mejores resultados, congela los *muffins* inmediatamente después de hornearlos y descongélalos a la temperatura ambiental antes de consumir.

Rinde 12 muffins

MUFFINS *VIDA* DE BANANA Y ARÁNDANOS

2 cucharadas de crema agria sin grasas

2 cucharadas de suero de leche bajo en grasas

1 huevo grande

⅓ de taza de harina de trigo integral

½ taza de salvado de avena

¾ de cucharadita de polvo para hornear

¾ de cucharadita de bicarbonato de sodio

¼ de cucharadita de sal

1½ tazas de puré de banana (tres bananas maduras de tamaño mediano aprox.)

2 cucharadas de azúcar morena

½ taza de arándanos, frescos o congelados, sin azúcar ni edulcorantes

½ cucharadita de cáscara de naranja rayada (opcional)

Precalienta el horno a 375 °F. Engrasa una bandeja con moldes para los *muffins* con aceite de cocina en aerosol. Mezcla bien la crema agria, el suero de leche, y el huevo en un recipiente mediano. Mezcla la harina, el salvado de avena, el polvo para hornear, el bicarbonato de sodio y la sal en otro recipiente. Tritura las bananas con un tenedor, triturador de papas o con las manos en otro recipiente y agrega el azúcar. Añade la mezcla del suero y revuelve bien. Espolvorea la mezcla de harina sobre las bananas y revuelve ligeramente. Vierte los arándanos y la cáscara de naranja en la mezcla. Pon la mezcla en los recipientes hasta llenas las dos terceras partes. Hornéalos de 20 a 25 minutos a 375 °F, o hasta que insertes un palillo de dientes y éste salga limpio.

Puedes congelar los *muffins* en un recipiente hermético, en una bolsa sellable, o empacarlos individualmente. Así se conservarán por un periodo máximo de dos meses. Para obtener mejores resultados, congela los *muffins* inmediatamente después de hornearlos y descongélalos a temperatura ambiente antes de consumir.

Rinde 6 muffins

CACEROLA DE CAMOTE

½ camote de tamaño mediano (6 onzas)

½ a ¾ de taza de pimiento y cebolla picados

½ cucharadita de páprika

Sal y pimienta al gusto

1 onza de queso bajo en grasas o sin grasas, desmenuzado o en pedazos
   pequeños

1 cucharada de perejil fresco picado (opcional)

Pela el camote y pínchalo con un tenedor. Cocínalo de 3 a 5 minutos en el microondas y déjalo enfriar otros 5 minutos antes de partirlo. Mientras tanto, calienta una sartén antiadherente a fuego medio alto. Engrásala con aceite en aerosol y agrega los pimientos y las cebollas. Saltéalos de 5 a 7 minutos, o hasta que estén suaves. Agrega el camote partido y saltéalo de 3 a 5 minutos más, hasta que todos los vegetales estén blandos y ligeramente dorados. Sirve en un plato y decóralo con el queso y el perejil.

Rinde una porción

PANQUEQUES DE MANZANA Y CANELA CON YOGUR

Para los panqueques:

1 taza de harina de trigo integral

1 taza de leche sin grasas

1 clara de huevo

¼ de taza de yogur de vainilla sin grasas

1 cucharada de miel

2 cucharaditas de extracto de vainilla

1 cucharadita de canela en polvo

⅛ de cucharadita de nuez moscada

½ cucharadita de bicarbonato de sodio

1 taza de manzana sin piel y en cubos (preferiblemente "Golden Delicious")

Para la cobertura:

8 onzas de yogur sin grasas (de limón, vainilla, fresa o el sabor que prefieras)

Mezcla bien la harina, la leche, la clara de huevo, el yogur, la miel, la vainilla, la canela, la nuez moscada, y el bicarbonato de sodio en un procesador. También puedes mezclar los ingredientes manualmente. Agrega la manzana, engrasa un sartén grande con aceite de cocina en aerosol y vierte unas dos cucharadas de la mezcla para cada panqueque cuando esté caliente. Cocina de 1 a 2 minutos, hasta que se formen pequeñas burbujas en los bordes. Dale vuelta a los panqueques y cocínalos un minuto más hasta que el centro esté cocido y los bordes estén dorados. Sirve inmediatamente y cubre con el yogur sin grasas que hayas elegido, o déjalos enfriar y congélalos en una bolsa hermética.

Nota: una porción = 3 panqueques con un *total* de ¼ de taza (dos cucharadas llenas) de yogur.

Rinde cuatro porciones, 3 panqueques y ¼ de yogur sin grasas como cobertura

PIZZA DE DESAYUNO

1 huevo entero y 2 claras

1 mini pita de trigo integral

1 huevo entero y 2 claras

1 cucharada de queso mozzarella bajo en grasas

Salsa picante (opcional)

2 cucharadas de salsa (opcional)

Engrasa una sartén con aceite de cocina en aerosol y revuelve los huevos a fuego medio. Parte la pizza en sentido transversal para tener dos partes redondas. Sirve la mitad de los huevos revueltos y 1 cucharada de queso mozzarela en cada una.

Hornéala hasta que el queso esté caliente y burbujeante.

Retírala del horno y añade las dos salsas.

Rinde una porción

OMELET DE JAMÓN Y QUESO CON CEBOLLINO

1 huevo grande entero y 3 claras

Cebollino picado

2 onzas de jamón magro picado o desmenuzado

Los condimentos que desees

2 cucharadas de queso bajo en grasas

Engrasa una sartén con aceite de cocina en aerosol y calienta a fuego medio. Bate los huevos con el cebollino y viértelos en la sartén. Agrega el jamón, incorpora los condimentos y cocínelos. Dalo vuelta cuando la parte inferior esté cocinada, y cocina el otro lado. Añade el queso y dobla la tortilla por la mitad.

Rinde una porción

PANQUEQUE DE AVENA VIDA

½ taza de avena instantánea y seca (no utilices avena en hojuelas)

4 claras de huevo batidas

½ cucharadita de canela en polvo (opcional)

½ cucharadita de extracto de vainilla

1 cucharada de azúcar granulada

Mezcla bien la avena, las claras de huevo, la canela, la vainilla y el azúcar. Engrasa una sartén con aceite de cocina y caliéntala. Vierte la mezcla en la sartén y cocínala de 2 a 3 minutos (si deseas panqueques más húmedos, cubre la sartén con una tapa mientras los cocinas). Dale vuelta cuando esté dorado y cocina el otro lado. (La receta es para un panqueque grande, pero puedes hacer dos o tres pequeños si prefieres).

Rinde una porción

ENSALADA DE POLLO AL CURRY CON ARVEJAS

½ taza de arvejas congeladas*

4 onzas de pechuga de pollo cocinada, desmenuzada o picada (enlatada o
   fresca)

1 cucharada de mayonesa baja en grasas

1 a 3 cucharadas de cebolla picada

1 cucharadita de curry en polvo

Vegetales para ensalada

1 cucharadita de aceite de oliva con todo el vinagre o jugo de limón que desees
   (o 2 cucharadas de aderezo para ensaladas bajo en calorías)

*Para una ensalada más dulce, reemplaza las arvejas por uvas verdes o rojas.

Lava las arvejas con agua fría. Agrega la mayonesa, la cebolla, el curry en polvo y
las arvejas al pollo y revuelve bien. Sirve con tu aderezo preferido.

Rinde una porción

ENSALADA DE ATÚN Y VEGETALES

1 lata (6 onzas) de atún light en agua, escurrido

½ zanahoria pelada y en cubos

½ tallo de apio en cubos

¼ pimiento rojo en cubos

¼ pimiento amarillo en cubos

½ cebolla verde picada

1 cucharada de mayonesa baja en grasas

½ cucharadita de jugo de limón

Desmenuza el atún con un tenedor en un recipiente mediano. Agrega la zanahoria,
el apio, el pimiento rojo y amarillo, la cebolla, la mayonesa y el jugo de limón y
mezcla bien.

Rinde una porción

ENSALADA DE POLLO Y MANZANA

1 a 2 tazas de lechuga romana picada finamente

4 onzas de pechuga de pavo cocinada, desmenuzada o picada finamente (fresca o enlatada)

¼ de taza de garbanzos enlatados, lavados y escurridos

½ manzana mediana "Fuji" o "McIntosh" con la piel y partida

¼ de taza de pepino picado (con la piel)

¼ de taza de tomate finamente picado

¼ de taza de apio finamente picado

2 cebollas verdes finamente picadas

1 a 2 cucharaditas de aceite de oliva y todo el vinagre que desees (o 2 cucharadas de vinagreta baja en calorías)

Pon la lechuga en un recipiente grande. Añade el pollo, los garbanzos, la manzana, el pepino, tomate, apio y las cebollas verdes. Complétala con tu aderezo favorito.

Rinde una porción

PITA PIZZA DE TRIGO INTEGRAL

½ taza de cogollitos de brócoli picados

½ pimiento rojo en tiras delgadas

1 pan pita integral partido

6 cucharadas de salsa marinara

6 cucharadas (1=½ onzas) de queso mozzarella bajo en grasas, desmenuzado

Chile en hojuelas y orégano al gusto

Saltea el brócoli y el pimiento rojo en una sartén engrasada con aceite de cocina en aerosol a fuego medio hasta que estén blandos (también puedes ablandar el brócoli y el pimiento en el microondas. Colócalos en un recipiente para microondas con dos cucharadas de agua y hornéalos a fuego alto de 2 a 3 minutos. Escurre los vegetales antes de servir). Dora el pan pita y vierte 3 cucharadas de salsa marinara y la mitad de los vegetales sobre el pan. Pon 3 cucharadas de queso mozzarella en cada pan. Caliéntalos en un horno a 350 °F hasta que el queso se derrita y haga burbujas. Sazona con el chile en hojuelas y el orégano.

Rinde una porción

TORTILLA DE PAVO ENVUELTA

1 cucharada de mayonesa baja en grasas

Mostaza Dijon

1 tortilla de trigo integral (100 calorías o menos)

4 hojas de lechuga grandes

4 onzas (¼ de libra) de pechuga o jamón de pavo

4 rodajas de tomate ligeramente gruesas

Pepinillos, cebollas, rábanos y pimientos asados (opcional)

Esparce la mayonesa y la mostaza sobre la tortilla.

Rellena con la lechuga, el pavo, el tomate y los vegetales y enróllala.

Rinde una porción

OMELET DE VEGETALES

½ taza de champiñones en rodajas

½ taza de cebolla picada

1 huevo entero y 3 claras de huevo

Los condimentos que desees

Tomate finamente picado

Engrasa una sartén con aceite en aerosol y cocina los champiñones y cebolla a fuego medio hasta que estén blandos. Bate el huevo y las claras y viértelos en la sartén. Agrega los condimentos y sigue cocinando. Dalo vuelta con suavidad cuando la parte de abajo esté cocinada y cocina el otro lado. Sirve en un plato y decóralo con el tomate.

Rinde una porción

SÁNDWICH ABIERTO DE ATÚN

1 lata (6 onzas) de atún en agua, escurrido (o pechuga de pollo o salmón salvaje)

2 cucharaditas de mayonesa baja en grasa

Cebolla picada finamente, a gusto

Condimento a gusto (incluyendo pimienta negra, eneldo, mostaza)

2 tajadas de pan de trigo integral bajo en calorías (menos de 45 calorías por tajada)

½ tomate cortado en rodajas finas

Cebolla y pepinillo en rodajas a gusto (opcional)

1 onza de queso reducido o sin grasa, en rodajas (cualquier variedad, incluyendo
  suizo, cheddar o American)

Escurre y desmenuza el atún y mézclalo con la mayonesa, la cebolla y el condimento. Unta la mezcla sobre cada tajada de pan. Sobre este agrega el tomate, la cebolla, el pepinillo y el queso (½ onza por rodaja). Pon las dos tajadas abiertas sobre la plancha o en el horno a 350°F hasta que el queso se derrita por completo.

Rinde una porción

SOPA MINESTRONE

2 cebollas grandes finamente picadas

3 clavos de ajo finamente picados (1 cucharada)

4 lonchas de tocino de pavo bajo en grasas, picado

4 tallos de apio picado (2 tazas aprox.)

5 zanahorias en rodajas (2 tazas aprox.)

2 tazas (1 libra aprox.) de habichuelas cortadas en pedazos de 1 pulgada (puede
  reemplazar por arvejas congeladas)

8 tazas de caldo de pollo sin grasas (preferiblemente bajo en sodio)

1 lata de tomates picados de 28 onzas, (preferiblemente baja en sal)

1 lata (15 onzas) de judías

2 tazas de espinacas baby, o rúgula finamente picadas

4 tazas de zucchini en cubos

1 cucharada de orégano seco

1 cucharada de albahaca seca

3 hojas de laurel

Sal y pimienta al gusto

1. Engrasa una olla grande con aceite de cocina en aerosol y saltea las cebollas y el ajo a fuego medio-bajo durante 5 minutos. Agrega el tocino de pavo, el apio, la zanahoria y las habichuelas. Saltea otros 5 minutos.

2. Incorpora el caldo de pollo y los tomates y deja hervir. Reduce a fuego bajo y vierte los frijoles, la espinaca o rúgula, el *zucchini*, el orégano, la albahaca seca y las hojas de laurel. Cocina durante 20 minutos o hasta que todos los vegetales estén blandos.

3. Añade la albahaca fresca y sazona con sal y pimienta al gusto. Retira las hojas de laurel antes de servir.

4. La sopa puede congelarse durante un periodo máximo de dos meses.

Rinde 7 porciones, 2 tazas por porción

Recetas—Comidas divertidas

BATIDO DE MANGO Y ARÁNDANOS *VIDA*

½ taza de mango congelado y en cubos

½ taza de arándanos frescos o congelados sin azúcar ni edulcorantes

⅓ de taza de leche magra

2 cucharadas de yogur de vainilla sin grasas

3 cubos de hielo

Vierte los primeros cuatro ingredientes en una licuadora y mézclalos bien. Agrega el hielo y licúa hasta que éste se derrita.

Rinde una porción

BATIDO DE BANANA Y CARDAMOMO *VIDA*

½ banana pelada y congelada de tamaño mediano

½ taza de yogur de vainilla sin grasas

½ taza de leche magra fría*

¼ de cucharadita de extracto de vainilla*

⅛ de cucharadita de cardamomo en polvo

3 cubos de hielo

*Puedes reemplazar la leche magra y el extracto de vainilla por ½ taza de leche de soya con sabor a vainilla.

Vierte los primeros cinco ingredientes en una licuadora y licúa hasta que estén suaves. Agrega los cubos de hielo y licúa hasta que se derritan.

Rinde una porción

BATIDO DE BANANA Y FRESA *VIDA*

1 taza de fresas (aprox. 7 de tamaño mediano)

½ banana de tamaño mediano

¾ de taza de leche magra fría

3 cubos de hielo

Vierte los primeros tres ingredientes en una licuadora y licúa bien. Agrega los cubos de hielo y licúa hasta que se derritan.

Rinde una porción

BATIDO *VIDA* CON SABOR A HELADO

½ taza de jugo de naranja 100% puro

6 onzas de yogur de vainilla (cualquier marca que tenga 100 calorías o menos, o un envase de 6 onzas)

3 cubos de hielo

Vierte el jugo de naranja y el yogur en una licuadora y licúa hasta que estén suaves. Agrega los cubos de hielo y licúa hasta que el hielo se derrita.

Rinde una porción

ALMENDRAS DELICIOSAS

1 clara de huevo

2 cucharaditas de adobo "Old Bay"

2 cucharaditas de páprika dulce o picante

½ cucharadita de pimienta de Cayena (opcional)

2 cucharaditas de comino en polvo

1 cucharadita de sal

1 cucharadita de azúcar granulada

2 tazas de almendras crudas

Calienta el horno a 375 °F. Engrasa una fuente para hornear con aceite en aerosol y ponla a un lado. Mezcla todos los ingredientes en un recipiente grande a excepción de las almendras. Incorpora las almendras y revuelve bien. Coloca la mezcla en la fuente para hornear y lleva al horno por 15 minutos, revolviendo ocasionalmente para cubrir bien las almendras. Retira del horno y deja enfriar a temperatura ambiente. Puedes guardarlas en una bolsa hermética por una semana a temperatura ambiente.

Rinde 12 porciones aproximadamente, 20 almendras por porción

PALOMITAS DE MAÍZ ADOBADAS

2 cucharadas de palomitas de maíz crudas

Aceite de cocina en aerosol con sabor a mantequilla

Rinde una porción

Elige el adobo que desees:

Adobo de "tapas" españolas para palomitas de maíz

2 cucharaditas de páprika ahumada (suave o picante)

¼ de cucharadita de sal

Adobo "Tex-Mex" para palomitas de maíz

½ cucharadita de chile en polvo

¼ de cucharadita de comino

¼ de cucharadita de sal

Una pizca de pimienta de Cayena (opcional)

Adobo de pimienta negra y queso parmesano para palomitas de maíz

1 cucharada de queso parmesano rayado

¼ de cucharadita de sal

¼ de cucharadita de pimienta negra molida

Adobo de canela para palomitas de maíz

½ cucharadita de canela en polvo

1 cucharadita de azúcar para repostería

Una pizca de sal

Coloca las palomitas de maíz en una bolsa de papel y rocíalas con aceite de cocina en aerosol. Dobla la bolsa para sellarla. Agítala mientras la mantienes cerrada para que las palomitas queden cubiertas con el aceite. Hornéalas por 2 minutos aproximadamente en el microondas, o hasta que revienten cada dos segundos. (También puede utilizar un recipiente para hacer palomitas de maíz). Vierte las palomitas en una bolsa resellable con capacidad de un galón. Rocíalas con el aceite en aerosol y sacude la bolsa para que todas las palomitas queden cubiertas. Repite el procedimiento y agrega las especias elegidas. SACUDE la bolsa vigorosamente por 30 a 60 segundos, sirve en un plato y disfrútalas.

Rinde una porción

GRANITA DE POMELO Y ROMERO

½ taza de azúcar granulada

⅔ de taza de agua

2 a 3 ramitos de romero fresco

2 tazas de jugo de pomelo rosado, fresco o embotellado sin dulce

Para preparar el sirope, mezcla el azúcar y el agua en una olla y hierve a fuego lento hasta que el azúcar se diluya por completo. Retira del fuego y agrega el romero. Cubre y deja enfriar. (Puedes guardar el sirope en un recipiente hermético y refrigerar hasta por dos semanas). Retira el romero y mezcla el sirope con el jugo de pomelo en un recipiente de 9 por 13 pulgadas. Guarda en el refrigerador y retira la escarcha con un tenedor 30 minutos después. Continúa retirando las escarchas cada 20 o 30 minutos. Sirve cuando esté completamente congelado, o guarda en un recipiente hermético en el congelador por un máximo de 2 meses.

Si quieres una textura de sorbete, coloca en un procesador cuando esté completamente congelado. (No necesitas sacar la escarcha). Procesa bien y guarda en un recipiente hermético en el congelador por un periodo máximo de dos meses.

Rinde 4 porciones, ¾ de taza por porción

SORBETE DE MANGO Y ARÁNDANOS

½ taza de mango congelado en cubos

½ taza de arándanos frescos congelados sin dulce

⅓ de taza de leche magra

2 cucharadas de yogur de vainilla sin grasas

3 cubos de hielo

Coloca todos los ingredientes en un procesador de alimentos y procesa hasta licuar bien. Vierte en un recipiente hermético y guarda en el congelador.

Rinde una porción

PUDÍN CREMOSO DE VAINILLA

2½ tazas de leche sin grasas, más ½ taza adicional

¼ de taza de fécula de maíz

¼ de taza de azúcar

1½ cucharaditas de extracto de vainilla

Calienta las 2½ tazas de leche a fuego medio en una olla gruesa. Mezcla el azúcar y la fécula de maíz en un recipiente pequeño. Agrega la ½ taza de leche fría y mezcla. Añade la mezcla líquida a la leche caliente, y revuelve vigorosamente para que la mezcla no se pegue ni se formen grumos. Revuelve constantemente de 2 a 3 minutos, hasta que el pudín esté espeso y cubra el respaldo de una cuchara. Retira del fuego y añade la vainilla. Sirve en cuatro tazas para postre y refrigera dos horas antes de servir.

Rinde 4 porciones, ¾ de taza por porción

BEBIDA DE CAFÉ FUNKY MONKEY

¾ de taza de café frío

½ banana sin cáscara de tamaño mediano, partida y congelada

1 cucharada de sirope de chocolate

¼ de taza de yogur de vainilla sin grasas

Coloca todos los ingredientes en una licuadora y licúa bien. Sirve sobre cubos de hielo si lo deseas.

Rinde una porción

Recetas—Cenas y acompañantes

QUICHE *VIDA*

¼ de taza de cebolla picada

½ cucharadita de albahaca seca

½ cucharadita de orégano seco

½ taza de champiñones finamente picados

1 taza de espinacas frescas

Sal y pimienta

2 huevos grandes

2 claras grandes de huevo

¼ de taza de leche magra

2 cucharadas de mezcla de crema y leche sin grasas

1 tomate mediano

1 onza de queso crema sin grasas

Precalienta el horno a 350 °F. Engrasa una olla freidora pequeña con aceite de cocina en aerosol. Saltea la cebolla con la albahaca y el orégano a fuego medio por 5 minutos aproximadamente, hasta que estén blandas. Añade los champiñones, las espinacas, la sal y pimienta al gusto y cocina de 3 a 5 minutos, o hasta que estén blandos. Bate los huevos y las claras, la leche y la mezcla de crema y leche. Parte cuatro rodajas redondas y delgadas de tomate y pon a un lado. Parte el tomate restante en cubos pequeños. Agrega la mezcla de vegetales cocinados y el tomate en cubos a la mezcla de huevos batidos. Engrasa una fuente para pasteles de 9 pulgadas de diámetro con aceite en aerosol y vierte la mezcla. Sirve pequeñas cantidades de queso crema en el quiche y cubre con las rodajas de tomate. Hornea de 30 a 40 minutos a 350 °F. Agita el plato ligeramente antes de retirar del horno. El quiche estará listo cuando el centro tenga un aspecto firme.

Rinde una porción

CAMARONES A LA CHEASAPEAKE

1 limón (cortado en sentido longitudinal; corta una mitad entera y la otra en 3 o 4 cascos)

3 dientes de ajo pelados y triturados

1 hoja de laurel

5 granos de pimienta enteros

1 cucharadita de sal

4 cucharadas de adobo "Old Bay" (o más si lo prefieres)

½ libra de camarones medianos con caparazón (15 a 18 aprox.)

Calienta dos litros de agua, agrega el jugo de ½ limón y luego los cascos. Añade el ajo, la hoja de laurel, los granos de pimienta, la sal y el adobo *"Old Bay"*. Reduce el fuego y cocina durante 15 minutos con la olla tapada. Hierve de nuevo el agua, agrega los camarones y cocina de 2 a 4 minutos (dependiendo del tamaño de los camarones). Retíralos con una espumadera y sírvelos en un recipiente individual. Sirve un poco del líquido de la cocción en forma de salsa.

Rinde una porción

QUINGOMBÓ (OKRA) Y TOMATES ESTOFADOS

2 cucharadas de cebolla picada

½ diente de ajo finamente picado (opcional)

½ lata de tomates picados (14½ onzas), preferiblemente sin sal

1 taza de quingombó picado, congelado o fresco

⅛ cucharadita de chile en escamas (opcional)

Engrasa una olla pequeña con aceite en aerosol y calienta a fuego medio. Agrega la cebolla y el ajo y saltea hasta que estén blandos. Añade los tomates, el quingombó y el chile en escamas. Hierve y cocina de 10 a 15 minutos a fuego medio-bajo sin la tapa, hasta que casi todo el líquido se haya evaporado.

Rinde una porción

POLLO A LA PUTANESCA

5 onzas de pechuga de pollo sin piel ni huesos, cortada en pedazos de una
   pulgada

Sal y pimienta

½ lata de tomates picados (14½ onzas), preferiblemente sin sal

6 aceitunas "kalamata" despepitadas y picadas finamente

½ taza de corazones de alcachofa partida en pedazos grandes (congelados o
   enlatados en agua, lavados y escurridos)

Una pizca de chile en escamas

¼ de cucharadita de orégano

¼ de cucharadita de albahaca

⅛ de cucharadita de ajo en polvo

Engrasa una olla con aceite de cocina en aerosol. Saltea el pollo a fuego medio alto hasta que esté dorado y completamente cocinado. Sazona con sal y pimienta al gusto. Añade los tomates, las aceitunas, los corazones de alcachofa, y las especias. Tapa la olla y cocina de 10 a 15 minutos a fuego medio-bajo.

Rinde una porción

POLLO A LA FLORENTINA

6 onzas de pechuga de pollo sin piel ni huesos

Sal y pimienta al gusto

1 diente de ajo finamente picado

2 cucharadas de chalote finamente picado (1 mediano)

½ cucharadita de albahaca

½ cucharadita de orégano

¼ de caldo de pollo bajo en sodio

2 cucharadas de leche magra

2 cucharadas de crema y leche sin grasas

1½ cucharadas de queso parmesano, más ½ cucharada

1 taza de espinaca cocinada (puede ser fresca o congelada)

Precalienta el horno a 350 °F. Engrasa una olla para freír de ocho pulgadas con aceite en aerosol y calienta a fuego medio. Sazona el pollo con sal y pimienta por ambos lados. Pon el pollo en la olla y cocina por 5 minutos aproximadamente, hasta que esté ligeramente dorado. Dalo vuelta y cocínalo por otros 5 minutos. Retíralo de la olla y colócalo en papel aluminio. Ponlo en el horno precalentado de 8 a 10 minutos aproximadamente para terminar su cocción. Calienta la olla para freír, rocía más aceite en aerosol y agrega el ajo, el chalote, la albahaca y el orégano. Cocina hasta que estén blandos, agrega el caldo de pollo y reduce a 1 cucharada (el líquido se evaporará con rapidez). Agrega la leche, la mezcla de crema y leche, la sal y la pimienta. Cocina de 5 a 7 minutos, retira del fuego y agrega 1½ cucharadas de queso parmesano. Retira el pollo del horno y córtalo en el sentido de las vetas para obtener 4 o 5 rodajas gruesas. Sirve en un plato y vierte la mitad de la salsa florentina sobre las espinacas calientes. Coloca las tajadas de pollo encima y cubre con la salsa restante. Sirve la ½ cucharada de queso parmesano.

Rinde una porción

KEBABS DE HALIBUT AL TANDOORI

Marinada para el Tandoori:

⅓ de taza de yogur sin sabor o griego sin grasas (o la mitad de un envase de 6 onzas)

1½ cucharadita de curry en polvo

¼ de cucharadita de cúrcuma

¼ de cucharadita de pimienta de Cayena

1 cucharada de miel

1½ cucharaditas de jengibre fresco rayado (o ⅛ de cucharadita de jengibre en polvo)

Sal y pimienta

Para los Kebabs:

Un filete de halibut de 10 onzas sin la piel (u otro pescado de carne blanca y firme, como la corvina chilena)

1 pimiento (de cualquier color) sin semillas y cortado en pedazos de una pulgada

1 cebolla roja pequeña sin piel y cortada en pedazos de una pulgada

½ taza de uvas o tomates tipo cherry

Precalienta el horno a 450 °F. Prepara la marinada Tandoori: mezcla el yogur, las especias, la miel, y el jengibre rayado en un recipiente mediano. Sazona la marinada con sal y pimienta a tu gusto. Corta el pescado en cubos de una pulgada y ponlo en la marinada. Revuelve para cubrirlo bien. Puedes marinar el pescado por hasta cuatro horas o utilizarlo de inmediato. Inserta los vegetales con el pescado marinado en pinchos de 8 pulgadas de largo, alternando el pescado con los vegetales (aproximadamente tres cubos de pescado por cada kebab). Coloca los kebabs en una fuente para hornear con papel aluminio dejando una pulgada de distancia entre ellos, y rocíalos con aceite en aerosol (la marinada es pegajosa). Hornéalos de 12 a 16 minutos, o hasta que el pescado esté firme al tacto.

Rinde 2 porciones, 3 kebabs por porción

TOMATE A LA PARMESANA HORNEADO

½ tomate grande, partido horizontalmente a la mitad *

1 o 2 cucharadas de queso parmesano

Una pizca de ajo en polvo

Una pizca de orégano

Sal y pimienta

*Puedes reemplazarlo por un tomate pequeño o mediano sin la parte superior

Coloca el tomate en una fuente pequeña para hornear engrasada con aceite en aerosol o envuelto en papel aluminio. Espolvorea el queso parmesano sobre el tomate y adoba con los condimentos. Rocía la parte superior del tomate con aceite en aerosol. Hornéalo por 5 minutos a 10 pulgadas de distancia del calor, o hasta que el tomate esté caliente y la parte superior esté dorada. Sirve inmediatamente.

Rinde una porción

CEVICHE DE CAMARONES CON LIMÓN VERDE

½ libra de camarones medianos (15 a 18 aproximadamente), pelados y
   desvenados

1 cucharada de sal

¾ de taza de jugo de limón (aproximadamente 6 limones)

½ taza de cebolla roja finamente picada

1 diente de ajo finamente picado

½ a 1 cucharadita de chile jalapeño finamente picado

1 taza de pepino picado

¼ de taza de cilantro fresco picado (opcional)

Pon los camarones en 2 litros de agua hirviendo con la sal y cocina de 1 a 2 minutos. Escurre los camarones y colócalos de inmediato en agua helada (para detener la cocción). Retira los camarones y córtalos en pedazos de una pulgada. Agrega el jugo de limón y guarda los camarones en el refrigerador de 30 minutos a 1 hora. Añade la cebolla, el ajo y los chiles jalapeños. Refrigera por 30 minutos más. Agrega el pepino y el cilantro. Revuélvelo bien.

Rinde una porción

PASTEL DE CARNE VIDA

1 cebolla grande picada (1½ tazas aprox.)

½ taza de apio picado (2 tallos aprox.)

1 pimiento rojo picado de tamaño mediano (1 taza aprox.)

2 zanahorias picadas (1 taza aprox.)

1 libra de carne molida de pavo (al menos 90% magra)

2 cucharadas de pasta de tomate (preferiblemente baja en sodio)

1 cucharadas de salsa Worcestershire

¼ de cucharadita de páprika

1 taza de caldo de carne bajo en sodio

Sal y pimienta

3 tazas de puré de coliflor (pág. 72)

½ taza (2 onzas) de queso cheddar rayado y bajo en grasas

Precalienta el horno a 350 °F. Engrasa con aceite en aerosol un plato de cerámica o cristal con capacidad de 8 a 10 tazas, o un molde cuadrado de 9 x 9 x 2 pulgadas para hornear.

Cocina la cebolla, el apio, el pimiento rojo y la zanahoria de 6 a 8 minutos a fuego medio-alto, hasta que las cebollas estén translúcidas y todos los vegetales estén blandos. Añade el pavo, caliéntalo a fuego alto y revuélvelo. Cocina el pavo de 5 a 7 minutos más, hasta que pierda el color rosado.

Incorpora la pasta de tomate, la salsa *Worcestershire*, la páprika y el ajo en polvo. Revuelve todo y cocina por dos minutos. Añade el caldo y cocina de 2 a 3 minutos más, hasta que el pavo esté completamente cocinado y se forme una salsa espesa. Sazona con sal y pimienta a tu gusto y vierte a la cacerola de los vegetales.

Agrega el "puré de coliflor". Añade el queso. Hornéalo sin tapar de 30 a 35 minutos, hasta que la parte superior esté dorada en los bordes.

Rinde 4 porciones, 2 tazas aprox. por porción

SALCHICHA DE PAVO CON PIMIENTOS Y CEBOLLAS SALTEADAS

1 pimiento rojo mediano cortado en rodajas finas

1 pimiento verde mediano cortado en rodajas finas

½ cebolla mediana finamente picada

1 salchicha magra de carne de aves de 3 onzas (cualquier marca con 150 calorías o menos)

Calienta una sartén engrasada con aceite en aerosol a fuego medio. Agrega los pimientos y las cebollas y cocina de 8 a 10 minutos hasta que estén blandos y ligeramente dorados. En otra sartén engrasada con aceite en aerosol, saltea la salchicha a fuego medio hasta que esté bien cocinada. Retírala del fuego y córtala en pedazos de ¼ de pulgada. Agrega la salchicha a la sartén con los vegetales y saltea de 1 a 2 minutos a fuego medio.

Rinde una porción

LOMO DE CERDO CON NARANJA Y MOSTAZA

Un filete de lomo de 6 onzas

Sal y pimienta

2 cucharadas de jugo de naranja 100 % puro

2 cucharaditas de mostaza Dijon

1 cucharadita de miel

⅛ de cucharadita de ajo en polvo

Precalienta el horno a 350° F. Coloca el lomo en una fuente para hornear, sazónalo con sal y pimienta a tu gusto y cúbrelo con papel aluminio. Hornéalo por 25 a 35 minutos, o hasta que la temperatura del lomo sea de 160 °F. Retíralo del horno y déjalo enfriar en el papel aluminio mientras preparas la salsa de naranja y mostaza.

Bate el jugo de naranja, la mostaza, la miel y el polvo de ajo en una olla pequeña y calienta a fuego medio de 3 a 5 minutos, hasta que la salsa se exprese y se reduzca en una tercera parte. Corta el cerdo en el sentido de las vetas. Sirve en un plato y cúbrelo con la salsa.

Rinde una porción

¡CUATRO MUJERES...
CASI 400 LIBRAS PERDIDAS!

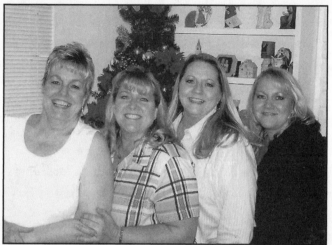

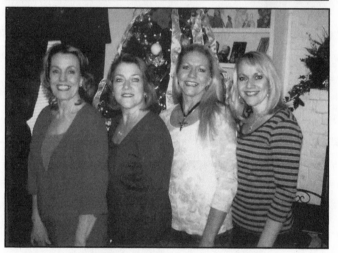

MARILYN MORRISON (la madre)	SHERRY WHEATON	PENNY RUSSELL	ANNETTE HALBROOK
LIBRAS PERDIDAS: ¡118!	LIBRAS PERDIDAS: ¡65!	LIBRAS PERDIDAS: ¡95!	LIBRAS PERDIDAS: ¡115!
EDAD: 64	EDAD: 47	EDAD: 44	EDAD: 40
ESTATURA: 5'7"	ESTATURA: 5'4"	ESTATURA: 5'8"	ESTATURA: 5'6"
ANTES: 255 libras	ANTES: 205 libras	ANTES: 235 libras	ANTES: 245 libras
DESPUÉS: 137 libras	DESPUÉS: 140 libras	DESPUÉS: 140 libras	DESPUÉS: 130 libras

LOGROS DE DELGADAS: Revivir los sueños de nuestra juventud. Somos una familia a la que le gusta retribuir. Soñábamos con abrir un orfanato en África, pero el sueño se desvaneció con el paso del tiempo. Sin embargo, estamos rescatando esas ideas: las posibilidades son ilimitadas.

DESAFÍOS DE DELGADAS: La comida es un asunto emocional para nuestra familia. Comemos cuando estamos contentas y cuando estamos tristes. Cambiar ese comportamiento ha sido todo un reto.

PALABRAS SABIAS: Cuando te quitas esas libras de encima, descubres tu verdadero yo. Finalmente puedes hacer realidad lo que siempre soñaste y quisiste hacer.

¿POR QUÉ DECIDIERON PERDER PESO JUNTAS?

Todos los años nos tomamos una foto en familia. La foto del "antes" fue tomada en la Navidad de 2005. Sherry nos envió una copia con una nota que decía: *éste es nuestro aspecto*. Todas nos sentimos devastadas. Además, teníamos problemas de salud y esa foto bastó para hacernos cambiar.

¿LES SIRVIÓ DE ALGO HACER LA DIETA JUNTAS?

Por supuesto. Siempre hemos sido una familia realmente unida y cariñosa. Nos apoyamos y compartimos todas nuestras cosas. Todas queríamos tener una buena salud. Mamá (Marilyn) tiene cinco bisnietos, y queríamos que conociera a sus tataranietos.

CON RESPECTO A SU ESTILO DE COCINAR...

Aquí en Texas todo lo comemos frito. Acostumbrábamos a freír incluso los habichuelas. Sin embargo, nuestros paladares han cambiado, y los alimentos saludables nos saben mejor. Sherry dice que ya no soporta los alimentos fritos.

LECCIONES APRENDIDAS DE *LA DIETA DE TU VIDA*

CAMBIA TU MENÚ. *Cuando eran más gordas, estas mujeres comían grandes cantidades de pollo frito, puré de papas con salsa, quingombó frito, mazorca de maíz bañadas en mantequilla, pan de maíz y torta de chocolate con crema batida. Pero actualmente, su menú balanceado está conformado por pollo a la parrilla, camotes horneados, espárragos y zucchini salteados. Su postre es torta de ángel con bayas y crema batida baja en grasas. ¿Cuál es la diferencia? ¡Menos de MIL calorías por plato!*

Tercer paso: *Reconfigura* 3

B ienvenido al núcleo de *La dieta de tu vida*!

En este momento, estás a un paso de ver cambios significativos en tu cuerpo, tu salud, tus niveles de energía y en todos los aspectos de tu vida. ¿No sientes todo el potencial de transformación que hay dentro de ti? Es algo que está presente en ti, pues de lo contrario no habrías llegado hasta este punto. Aunque no llevo un registro formal en términos de estadísticas, sé por experiencia propia que la mayoría de las personas que terminan exitosamente el primero y el Segundo paso logran su peso deseado si permanecen comprometidos a sus objetivos. Ya has logrado lo más difícil; durante las tres semanas anteriores eliminaste los hábitos alimenticios perjudiciales y aprendiste a comer de otra forma. Básicamente, es como si hubieras apretado un botón para reprogramar tus hábitos alimenticios. Lo único que se interpone entre ti y tu peso deseado es el tiempo y la dedicación.

El Tercer paso dura tanto como lo requieras. Esta fase extendida de *La dieta de tu vida* es la oportunidad para darle una nueva forma a tu cuerpo y energizar tu espíritu. A medida que te acerques a tu meta, descubrirás nuevas facetas de tu personalidad que tu preocupación por el sobrepeso no dejaba salir a flote. Seguramente encontrarás nuevas aficiones y actividades que nunca antes tuviste la seguridad para emprender. Una de las historias más conmovedoras que he escuchado entre los miembros de mi club de entrenamiento físico, fue la de Mary Rosner (su perfil está en la página 236). Mary decidió ir con una amiga a un lago que no tenía ninguna carretera y al cual se llegaba escalando por un escarpado terreno montañoso. Un par de horas después llegaron a un lago prístino y majestuoso. Mary lloró de emoción al contemplar aquel espectáculo sublime. "Comprendí que nunca habría conocido ese lugar si no hubiera perdido peso. Me hubiera sido físicamente imposible escalar esa distancia. Lloré por la belleza del lugar y por todas las cosas maravillosas que seguramente me habría perdido. Pero ahora quiero conocer muchos lugares y hacer muchas cosas", dice ella.

En eso consiste el Tercer paso: en ayudarte a experimentar con plenitud todos los momentos maravillosos que la vida tiene para ofrecernos. Es probable que el camino no siempre sea fácil —como le sucedió a Mary— pero definitivamente vale la pena.

Reglas del Tercer paso

En el Tercer paso seguirás con las pautas básicas que seguramente se grabaron de forma permanente en tu mente durante el Primer y el Segundo paso. Tus esfuerzos te han ganado varias libertades. Como siempre, siéntete libre de repetir comidas del Primer y el Segundo paso. Sin embargo, el Tercer paso tiene una mayor flexibilidad. Puedes cenar cualquier desayuno o almuerzo perteneciente a cualquier paso, pues ya has incorporado almidones a tus cenas. Así que si te gusta un plato de cereal a la hora de la cena, o quieres un sándwich de atún, puedes hacerlo porque está permitido en el Tercer paso.

Éstos son otros cambios que puedes esperar en el Tercer paso:

1. *Porción controlada de almidones en la cena.* En el Tercer paso, las harinas pueden consumirse durante la cena, lo cual significa que algunas veces podrás disfrutar de aquellos alimentos favoritos de siempre como las papas, el arroz y la pasta. Algunas comidas contienen carbohidratos, mientras que otras no (por ejemplo, las de los pasos Uno y Dos). Como siempre, consume las cantidades especificadas en tu programa de comidas.

2. *Ya no es necesario comenzar la cena con sopa o ensalada.* En los pasos Uno y Dos, tenías que comenzar todas las cenas con una Ensalada o una Sopa de vegetales, pero eso ya no es obligatorio en el Tercer paso. Para las cenas de este paso que contengan una sopa o ensalada, puedes sustituir uno de los siguientes ingredientes:

✦ **Cóctel de camarones:** cinco camarones con 1 cucharada abundante de salsa de tomate, mezclada con una cucharadita de rábano picante y/o, todo el jugo fresco de limón que desees (opcional).

✦ **Ensalada de tomate y cebolla:** tomate y cebolla tajados, rociados con vinagre balsámico natural o con Vinagreta balsámica VIDA, o con 2 cucharadas de cualquier vinagreta baja en calorías (40 calorías o menos por 2 cucharadas).

✦ **MEDIA porción de fruta:** MEDIA porción de cualquier fruta, como 1 naranja, ½ banana, ¾ de taza de bayas o ½ taza de uvas frías o congeladas.

3. *EXTRAS SALUDABLES VIDA de 150 calorías.* El Segundo paso te ofreció la posibilidad de comer un alimento extra saludable al día (un alimento divertido de 150 calorías o menos) y podías escoger tu alimento extra de una lista de refrigerios saludables permitidos. En el Tercer paso, tienes la libertad de "emplear" esas 150 calorías como quieras. Ahora puedes escoger alimentos saludables y otros que no lo son tanto, que llamaremos EXTRAS VIDA. La única advertencia es que deben tener un máximo de 150 calorías.

Puedes continuar disfrutando cualquiera de las opciones de alimentos divertidos y saludables listados en la página 79, tales como chocolate amargo, yogur congelado o vino, o puedes escoger cualquiera de tus alimentos preferidos… ¡todo se vale! Por ejemplo, puedes consumir tus 150 calorías en 4 tazas de palomitas de maíz bajas en grasas, 1 onza de papitas fritas, 5 besos de chocolate, 2 tenedores llenos de postre lleno de dulce o 3 cucharadas de la ensalada de papa de tu abuela. También puedes duplicar tu porción designada de cereal para el desayuno o incluir ½ papa pequeña horneada (o ½ camote), ½ taza de pasta cocinada o de arroz para la cena, o consumir una porción completa de fruta en la tarde (cada una de estas alternativas tiene 120 calorías aprox.). Por supuesto, escoger refrigerios menos cargados de calorías te permitirá tener más opciones para darte ciertos gustos, pero tú eliges. Deberás contar las calorías de tus extras VIDA. En efecto, ese es el único momento en que deberás contar calorías en este plan; así que asegúrate de prestar mucha atención a los tamaños de las porciones que aparecen en la información nutricional de los paquetes de alimentos.

4. *Guía ampliada de restaurantes con alternativas de comidas rápidas. La dieta de tu vida* ha sido diseñada para el mundo real. Por lo tanto, he ampliado la lista de opciones de restaurantes, incluyendo una selección de comidas rápidas.

¡CUIDADO CON LAS ETIQUETAS EN LOS ALIMENTOS!

Cuando escojas alimentos EXTRAS VIDA de 150 calorías, no querrás consumir calorías inesperadas. La línea de "calorías" en la etiqueta de información nutricional no cuenta toda la historia…

El número de "calorías" realmente significa "calorías por porción". Sin embargo, este detalle puede ser un poco confuso. El tamaño de la porción está anotado en la primera línea de la etiqueta (*Serving Size*). Para entender cuántas calorías hay en total en una lata o paquete, lea la segunda línea de la etiqueta (*Servings per Container*) y multiplica ese número por el número que aparece después de "calorías". Utiliza esa cifra como guía para elegir refrigerios.

Reglas para alimentos del Tercer paso: *Lo permitido y lo prohibido*

Aquí está lo permitido y lo prohibido del Tercer paso. Algunas de estas reglas te parecerán familiares ya que las ha seguido durante las tres semanas anteriores.

✗ 1. **NO...** añadas azúcar a nada a menos que esté especificado en el plan o en una receta o a no ser que cuentes esas calorías como parte de tus EXTRAS VIDA del día.

✗ 2. **NO...** bebas alcohol a menos que sea tu EXTRA VIDA para el día.

✗ 3. **NO...** añadas sal a nada a menos que esté especificado en una receta.

✗ 4. **NO...** te saltes comidas.

y...

✓ 5. **COME** a horas fijas y disfruta las tres comidas y el refrigerio de la tarde cada día.

✓ 6. **BEBE** mucha agua a lo largo del día, incluyendo dos vasos de 8 onzas antes del almuerzo y de la cena. (Treinta minutos antes de comer). Toma tanta agua como desees durante las comidas y a lo largo del día.

✓ 7. **DISFRUTA** porciones controladas de almidones en algunas cenas (solo si está especificado en el menú).

✓ 8. **APROVECHA** la opción de comenzar la cena con Ensalada para la cena VIDA o con la Sopa de vegetales VIDA (vea las recetas en las páginas 62 y 66), pero solo si lo deseas. Son opcionales en el Tercer paso.

✓ 9. **SIÉNTETE** libre de disfrutar un EXTRA VIDA de 150 calorías cada día a la hora que desees.

✓ 10. **DISFRUTA** la lista de alimentos ilimitados (en la pág. 41). Puedes consumirlos en cantidades ilimitadas a cualquier hora del día, particularmente si sientes hambre entre los horarios designados para las comidas y el refrigerio de la tarde.

✓ 11. **SIÉNTETE** libre de sustituir comidas o ingredientes dentro de la misma categoría. También puedes comer cualquier desayuno en lugar del almuerzo, y desayunar o almorzar los platos que aparecen para las cenas.

✓ 12. **DISFRUTA** de comidas incluidas en las Opciones de restaurantes VIDA cuando comas afuera (páginas 58 y 122).

tercer paso

DESAYUNO

+

ALMUERZO

▶ 2 vasos de agua antes del almuerzo

+

REFRIGERIO DE LA TARDE

+

CENA

▶ 2 vasos de agua antes de la cena

NOTAS ESPECIALES

▶ Disfruta de los alimentos de la lista de ilimitados a cualquier hora durante todo el día.

▶ Todas las personas activas pueden comer porciones ilimitadas de proteína, pero solo en las comidas.

▶ Disfruta un EXTRA VIDA a cualquier hora del día.

en resumen

✓ **13. PRUEBA** diferentes recetas para variar.

✓ **14. SIÉNTETE** libre de repetir tu comida o receta favoritas cuantas veces desees durante la semana (incluyendo menús del Primer y Segundo paso).

✓ **15. SI** lo deseas, puedes consumir un máximo de dos alimentos con edulcorante artificial o natural sin calorías diariamente.

✓ **16. SIÉNTETE** libre de sustituir la cena de cualquier noche por un plato congelado, siempre y cuando tenga 350 calorías o menos.

✓ **17. SIGUE** la guía de ejercicios del Tercer paso (pág. 274).

MELISSA LETTS

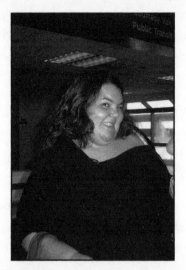

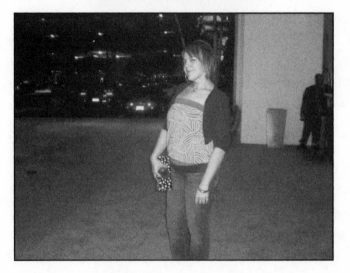

LIBRAS PERDIDAS: ¡165!

EDAD: 25

ESTATURA: 5'4"

ANTES: 330 libras, talla 32

DESPUÉS: 165 libras, talla 10/12

LOGROS DE DELGADA: Obtuve mi certificado de entrenadora personal y trabajo en una tienda de suplementos. Me interesan mucho la salud y la preparación física de las personas. Estoy tratando de ayudarles a alcanzar metas que jamás pensé que yo podría alcanzar por mis propios medios.

DESAFÍOS DE DELGADA: Me encanta la preparación física, aunque a veces es duro, pues tienes muchas otras cosas por hacer. Cuando mis clientes me dicen que no tienen ánimo para hacer ejercicio, les digo: "yo tampoco, así que dejemos de hablar y comencemos a trabajar".

PALABRAS SABIAS: Ser delgada no es una definición de lo que eres, sino una jornada. Es una cuestión de todos los días y no es fácil, pero tampoco imposible. Solo tienes que esforzarte.

¿QUÉ TE HIZO REACCIONAR?

Estaba en el quirófano a punto de ser operada de un "*bypass*" gástrico. Justo cuando estaban a punto de anestesiarme, los detuve y les dije que me regresaran a mi habitación. En el último momento me dio miedo el tener que renunciar a la comida. Salí del hospital, entré a un restaurante y me atiborré de comida. Entonces comprendí que tenía un problema.

¿QUÉ HICISTE DE AHÍ EN ADELANTE?

Comencé despacio para no sentirme abrumada. Intenté perder solo 10 libras. Sabía muy bien cuál era mi meta principal, pero me concentré en una más pequeña. ¡Todos los pequeños logros me dieron resultados porque anteriormente yo no hacía nada! Lo más importante fue que no renuncié… antes renunciaba a todo lo que empezaba.

¿QUÉ ASPECTO DE TU VIDA ES DIFERENTE DESPUÉS DE HABER PERDIDO PESO?

Mi vida es diferente en un 100 por ciento. Había tratado de regresar a la universidad, pero no cabía en los pupitres y me retiré. No iba a los restaurantes, pues no entraba en las bancas, y lo mismo me sucedía en las salas de cine. Dejé de conducir por varios años. Pero cuando solucioné mi problema de sobrepeso, supe que podía hacer lo que quisiera.

TU MOMENTO MÁS MEMORABLE…
Fue cuando mi hijo me dijo: "¡Puedo abrazarte y abarcarte con mis brazos!"

LECCIONES APRENDIDAS DE *LA DIETA DE TU VIDA*

MODIFICA TUS RECETAS FAVORITAS. *Melissa creció en Miami y siempre le ha encantado la comida tradicional cubana. Vio mi Joy's Fit Club en el show de televisión TODAY donde enseñé como hacer un picadillo cubano con menos calorías (solo 280 calorías por taza) y plátanos sin freír. Podemos preparar nuestros alimentos con menos grasas, azúcar y sal: solo hay que ser creativos.*

Alimentos permitidos
en el Tercer paso

Esta es la lista ampliada de alimentos pertenecientes a los 21 días que dura el plan de comidas del Tercer paso. Al igual que antes, utiliza esta lista para reemplazar carnes u otras proteínas especificadas en el plan de comidas por porciones equivalentes de otras que aparezcan en la lista de alimentos permitidos. Por ejemplo, si no quieres comer el *Roast Beef* del Día 13, puedes sustituirlo por pavo, pechuga de pollo o jamón magro. Si no deseas comer pollo, siéntete libre de reemplazar el Pollo agridulce del Día 14 por camarones agridulces.

Como siempre, puedes sustituir o añadir vegetales libres de almidón a tus comidas y recetas. ¡Sé creativa! Acompaña tu Fiesta de huevos revueltos con chiles verdes del Día 2 con tomates frescos, reemplaza las zanahorias o el calabacín que acompaña a los Espárragos balsámicos al horno del Día 18, o añade algunas arvejas y/o castañas de agua a los Vegetales Teriyaki del Día 16.

Aunque has llegado al TERCER PASO, puedes seguir repitiendo desayunos, almuerzos, cenas y refrigerios del Primer y el Segundo paso. Ya tienes seis semanas de experiencia, tiempo más que suficiente para mantener a raya los altibajos de tu dieta. Por ejemplo, si no quieres la Ensalada de cangrejo para el almuerzo del Día 20 del Tercer paso, puedes reemplazarla por muchas otras opciones. Por ejemplo: puedes repetir el Omelet de brócoli y queso del Día 4 del Primer paso, el Sándwich abierto de atún del Día 8 del Segundo paso, o disfrutar otro almuerzo del Tercer paso (tal como la Ensalada del chef VIDA del Día 11 o el Sándwich de pavo a la Vermont del Día 2). ¡Tú estás en control! (Los ingredientes nuevos de la lista de alimentos permitidos están resaltados **en negrita**).

Alimentos permitidos en las comidas

*(Las listas de los alimentos permitidos en cada paso se encuentran disponibles para su impresión en www.JoyBauer.com). Puedes mantenerlas en tu billetera.

Carnes

Solo cortes magros:
+ Cuarto trasero inferior
+ Búfalo
+ *Filet mignon*
+ Falda
+ **Lomito molido (mínimo 90% sin grasas)**
+ *London broil*
+ **Roast beef magro**
+ Lomito
+ Cuarto trasero superior
+ Ternera
+ Venado

Aves (sin piel)

+ Pechuga de pollo
+ Muslos de pollo
+ Carne de pollo molida (90% magra, o más)
+ Gallina (Variedad *Cornish hen*)
+ Avestruz
+ Salchichas de carne de aves (magras)
+ Tocino de pavo
+ Pechuga de pavo
+ Hamburguesas de pavo (magras)
+ Muslos de pavo
+ Carne de pavo molida (90% magra, o más)

Cerdo

- **Tocino canadiense**
- Jamón magro
- Lomo de cerdo

Pescado y Mariscos

- Anchoas
- Bagre
- Almejas
- Bacalao
- Cangrejo (fresco, enlatado o imitación)
- Platija (*Flounder*)
- Eglefino (*Haddock*)
- Halibut
- Langosta
- Salmón ahumado
- Macarela (solo Atlántica)
- *Mahi mahi*
- Mejillones
- Ostras
- Pargo rojo
- Salmón silvestre (fresco, enlatado o ahumado)
- Sardinas
- Escalopes
- Camarones
- Lenguado
- Tilapia
- Trucha
- Atún *light* (empacado en agua)
- Pescado blanco

Huevos

✦ Claras de huevo

✦ Sustituto de huevo

✦ Huevos enteros (consume las cantidades permitidas y solo en las comidas designadas)

Proteínas veganas

✦ Leche de soya (baja en grasas)

✦ Yogur de soya (sin grasas y bajo en grasas)

✦ *Tempeh*

✦ Tofu

✦ Queso vegano (sin grasas, bajo en grasas)

✦ Hamburguesas vegetarianas

✦ Gluten de trigo (*seitan*)

Lácteos

✦ Queso sin grasas (todas las variedades)

✦ Queso bajo en grasas (todas las variedades)

✦ **Queso feta**

✦ **Queso gorgonzola**

✦ Queso parmesano

✦ Yogur griego (sin grasas)

✦ Yogur natural y de sabores sin grasas (todas las marcas que tengan 100 calorías o menos por cada 6 onzas)

Vegetales (únicamente los no almidonados)

✦ Alcachofas y corazones de alcachofa

✦ Espárragos

✦ Frijoles no almidonados: : verdes, amarillos, italianos y tipo *wax*.

SUSTITUCIONES PARA LAS PROTEÍNAS DEL DESAYUNO

Puedes sustituir cantidades equivalentes de diferentes proteínas dentro de los menús del Tercer paso de *La Dieta de tu Vida*. Algunas veces la sustitución es obvia (por ejemplo, reemplazar 5 onzas de pollo por 5 onzas de salmón), pero en otras oportunidades es difícil saber exactamente cuál es una sustitución correcta. Aquí tienes algunas de mis sugerencias favoritas para el desayuno, junto con conversiones apropiadas para diferentes porciones.

EN VEZ DE...	¡PRUEBA ESTO!
1 huevo duro	4 claras de huevo duras o revueltas, -o-
	3 tajadas de tocino de pavo, -o-
	½ taza de queso *cottage* sin grasas, o al 1%, -o-
	1 taza de leche magra o de yogur sin sabor ni grasas, -o-
	1 taza (8 onzas) de yogur sin sabor, -o-
	Un yogur de 6 onzas, con sabor, sin grasas, y de cualquier marca con 100 calorías o menos

✦ Remolacha

✦ Col china (Bok choy)

✦ Brócoli

✦ Brócoli rabe

✦ Brocolini

✦ Repollitos de Bruselas

✦ Col

✦ Zanahorias

- ✦ Coliflor
- ✦ Apio
- ✦ Vegetales de hojas verdes oscuras:
  - ✦ Hojas de remolacha
  - ✦ Coles
  - ✦ Hojas de diente de león
  - ✦ Bersa (*Kale*)
  - ✦ Hojas de mostaza
  - ✦ Espinaca
  - ✦ Acelga
  - ✦ Hojas de nabo
- ✦ Berenjena
- ✦ Eneldo
- ✦ Ajo
- ✦ Cebolla verde (cebollín)
- ✦ Jícama
- ✦ Puerro
- ✦ Lechugas:
  - ✦ Rúgula
  - ✦ Endivia
  - ✦ *Escarole*
  - ✦ *Iceberg*
  - ✦ Mezcla de hojas verdes
  - ✦ Romana
- ✦ Mezcla de vegetales sin maíz, frijoles almidonados, arvejas, pastas ni ninguna clase de salsa
- ✦ Champiñones
- ✦ Quingombó
- ✦ Cebolla
- ✦ Pimientos (todas las variedades)
- ✦ Pepinillos encurtidos
- ✦ Calabaza (fresca, congelada o enlatada. Debe ser calabaza 100% pura, sin azúcar agregada)

- ✦ *Radicchio*
- ✦ Rábanos
- ✦ Pimientos rojos, asados (escúrrelos si vienen empacados en aceite)
- ✦ Chucrut
- ✦ Vegetales marinos (algas, *nori*, etc.)
- ✦ Chalotes
- ✦ Arvejas
- ✦ Calabaza espagueti
- ✦ Retoños y brotes germinados
- ✦ Calabaza de verano (amarilla)
- ✦ Tomate
- ✦ Castañas de agua
- ✦ Berro
- ✦ *Zucchini*

Vegetales con almidón

Los vegetales con almidón son parte del menú del Tercer paso, pero solo dentro de recetas específicas de desayunos, almuerzos y cenas, además de ciertas opciones para los refrigerios de la tarde. También puedes consumirlos como uno de tus EXTRAS VIDA de 150 calorías, pero revisa las porciones con mucho cuidado.

- ✦ Frijoles (legumbres)
- ✦ **Maíz**
- ✦ Habichuelas
- ✦ Lentejas
- ✦ **Camote (pequeño)**
- ✦ **Papa blanca (pequeña)**

Granos integrales

Los granos integrales están incluidos en los menús del Tercer paso dentro de desayunos, almuerzos, refrigerios y cenas específicos. Cómelos solo cuando estén designados para una comida en particular o como uno de tus EXTRAS VIDA de 150 calorías, pero asegúrate de revisar las porciones con mucho cuidado.

- ✦ **Barras VIDA**
- ✦ *Muffins* VIDA (vea las recetas en la pág. 124)
- ✦ Mini pita de trigo integral (no más de 70 calorías)
- ✦ **Pita tamaño regular de trigo integral (no más de 150 calorías)**
- ✦ Pan de trigo integral bajo en calorías (no más de 45 calorías por tajada)
- ✦ Galletas de arroz (de 45 calorías o menos)
- ✦ Germen de trigo
- ✦ Pan de cereales integrales (cualquier marca en la que el "trigo integral" sea el primer ingrediente)
- ✦ Cereal integral (cualquier marca que contenga 120 calorías o menos por porción de ¾ a 1 taza; no más de 6 gramos de azúcar y por lo menos 3 gramos de fibra)
- ✦ *Muffin* inglés de cereal integral (cualquier marca con 130 calorías o menos)
- ✦ Avena integral (sin sabor; tradicional, instantánea o en hojuelas)
- ✦ Envuelto de tortilla de grano integral (no más de cien calorías por envuelto)
- ✦ **Pasta de trigo integral**
- ✦ **Arroz integral**
- ✦ **Cuscús de trigo integral**
- ✦ **Pan para perros calientes (preferiblemente de grano integral)**
- ✦ **Migas de pan (preferiblemente de grano integral)**
- ✦ **Tortillas de taco (blandas o duras)**

Frutas

Las frutas se han incorporado a los menús del Tercer paso en las recetas de desayunos, almuerzos y comidas, así como para algunas opciones de refrigerios. Come frutas solo si se incluyen en una comida específica. Consume únicamente la porción indicada: algunas comidas dicen "media porción" y otras "porción entera." (Nota: consume la porción correcta cuando haga sustituciones).

Opciones de MEDIA porción de fruta

+ Manzana: 1 pequeña (del tamaño de la palma de la mano)
+ Albaricoque: 6 mitades deshidratadas o 3 enteros (frescos o deshidratados)
+ Banana: ½ de tamaño mediano
+ Bayas o frutos del bosque: ¾ de taza de arándanos, frambuesas, moras, moras de Castilla (*boysenberries*), o fresas partidas sin azúcar, frescas o congeladas; o 10 fresas enteras.
+ *Cantaloupe*: ¼ de uno mediano, o 1 taza en cubos
+ Cerezas (frescas): ½ taza (10 enteras aprox.)
+ Clementinas: 2
+ Pomelo o toronja: ½ (roja, rosada o blanca)
+ Uvas (sin semillas): ½ taza (rojas, púrpuras, verdes, o negras)
+ Ensalada de frutas: ½ taza de ensalada natural (sin azúcar)
+ Melón: 1 taza en cubos
+ Kiwi: 1 entero
+ Mango: ½ taza de trozos congelados o frescos (sin azúcar)
+ Melocotón: 1 entero
+ Naranja: 1 mediana
+ Papaya (fresca): 1 taza en cubitos
+ Durazno: 1 entero
+ Pera: ½ grande o 1 pequeña
+ Piña en trozos (fresca): ½ taza
+ Ciruela: 1 grande
+ Granada: ½ mediana
+ Ciruelas pasas: 3
+ Uvas pasas: 2 cucharadas
+ Mandarina: 1 entera
+ Sandía: 1 taza en cubitos

Opciones de frutas ENTERAS

+ Manzana: 1 grande
+ Albaricoque: 12 mitades deshidratadas o 6 enteras (frescos o deshidratados)

- ✦ Banana: 1 entera
- ✦ Bayas o frutos del bosque: 1½ tazas de arándanos, frambuesas, moras, moras de Castilla o fresas partidas sin azúcar, frescas o congeladas (o 20 fresas enteras)
- ✦ *Cantaloupe*: ½ mediano o 2 tazas en cubitos
- ✦ Cerezas (frescas): 1 taza (alrededor de 20 enteras)
- ✦ Clementinas: 3
- ✦ Ensalada de frutas: 1 taza fresca en trozos (del supermercado sin endulzar)
- ✦ Toronja o pomelo: 1 entera (roja, rosada, o blanca)
- ✦ Uvas (sin semillas): 1 taza (rojas, púrpuras, verdes, o negras)
- ✦ Melón: 2 tazas en cubitos
- ✦ Kiwi: 2 grandes
- ✦ Mango: ½ taza de trozos frescos o congelados sin endulzar
- ✦ Melocotón: 2
- ✦ Naranjas: 2 medianas
- ✦ Papaya (fresca): 2 tazas en cubitos
- ✦ Durazno: 2 grandes
- ✦ Pera: 1 grande
- ✦ Trozos de piña: 1 taza, fresca
- ✦ Ciruelas: 2 grandes
- ✦ Granada: 1 mediana
- ✦ Ciruelas pasas: 6
- ✦ Uvas pasas: ¼ de taza
- ✦ Mandarinas: 2
- ✦ Sandía: 2 tazas en cubitos

Adobos, condimentos, aderezos y grasas saludables

El plan de comidas del Tercer paso se vale de los siguientes ingredientes para darle sabor y colorido a tus comidas. Algunos de los condimentos como el vinagre, la mostaza y la salsa picante también están incluidos en la lista de alimentos ilimitados (ver pág. 41) y por lo tanto pueden ser añadidos en cantidades ilimitadas a cualquier comida o refrigerio, bien sea que estén especificados o no. Para los artículos no incluidos en la lista de alimentos ilimitados como salsa de tomate, mayonesa y aderezos para ensaladas, consume únicamente las porciones señaladas en tu programa de comidas.

+ Aguacate
+ **Salsa de barbacoa** (cualquier marca que contenga 40 calorías o menos por 2 cucharadas)
+ **Alcaparras**
+ Chiles o ajíes, frescos o enlatados en vinagre/agua
+ **Salsa de chile**
+ Extractos (vainilla, almendras, menta, etc.)
+ Mermelada de frutas
+ Miel
+ Rábano picante
+ Salsa picante
+ *Ketchup*
+ Limón amarillo fresco
+ Limón verde fresco
+ Miel de maple (real o baja en azúcar y calorías)
+ Salsa marinara (cualquier marca que contenga 60 calorías o menos por cada ½ taza)
+ Mayonesa baja en grasas (cualquier marca que contenga 25 calorías o menos por cucharada).
+ Mostaza (común, tipo "brown", condimentada, Dijon.)
+ Aceite de cocina en aerosol (cualquier variedad)
+ Frutos secos (almendras, pistachos, nueces, etc.)
+ Mantequilla de frutos secos (maní, soya, almendras, etc.)
+ Aceite de oliva
+ Aceitunas
+ Jugo de naranja, 100% puro
+ Aderezo para ensalada, César (solo utilícelo para ensalada César al almuerzo, cualquier marca con menos de 80 calorías por cada 2 cucharadas)

- ✦ Aderezo para ensalada, bajo en calorías (cualquier marca con menos de 40 calorías por cada 2 cucharadas)
- ✦ Aderezo para ensalada VIDA (receta en la pág. 63)
- ✦ Salsa (suave o picante; cualquier marca sin azúcar ni sirope de maíz agregados)
- ✦ **Semillas de sésamo**
- ✦ Salsa de soya baja en sodio
- ✦ Salsa para carnes
- ✦ Azúcar morena o blanca
- ✦ Salsa teriyaki, baja en sodio
- ✦ **Jugo de tomate**
- ✦ Vinagre de cualquier tipo (que no sea vinagreta)
- ✦ Wasabi
- ✦ Salsa *Worcestershire*
- ✦ Hierbas y especias
  - ✦ Pimienta de Jamaica
  - ✦ Semillas de anís
  - ✦ Albahaca
  - ✦ Hojas de laurel
  - ✦ Cardamomo
  - ✦ Pimienta de Cayena
  - ✦ Semillas de apio
  - ✦ Chile en polvo
  - ✦ Cinco especies chinas
  - ✦ Cebollino
  - ✦ Cilantro
  - ✦ Canela
  - ✦ Clavos
  - ✦ Coriandro
  - ✦ Comino
  - ✦ Curry en polvo
  - ✦ Eneldo

- ✦ Ajo en polvo
- ✦ Jengibre
- ✦ Limonaria o hierba de limón
- ✦ Mejorana
- ✦ Menta
- ✦ Mostaza
- ✦ Semillas de mostaza
- ✦ Nuez moscada
- ✦ Adobo *"Old Bay"*
- ✦ Cebolla en polvo
- ✦ Orégano
- ✦ Páprika
- ✦ Perejil
- ✦ Pimienta molida o en granos enteros
- ✦ Condimento de pastel de calabaza
- ✦ Chile en hojuelas
- ✦ Romero
- ✦ Salvia
- ✦ Mezclas de condimentos (sin azúcar ni sal agregadas)
- ✦ Estragón
- ✦ Tomillo
- ✦ Cúrcuma

Bebidas

- ✦ Club soda
- ✦ Café (sin azúcar, edulcorantes artificiales, crema o leche entera. Puedes añadirle leche descremada o semi descremada al 1%, o leche de soya baja en grasas)
- ✦ Café cero calorías, con sabor natural, sin azúcar (ver recetas pág. 37)
- ✦ Gaseosas y otras bebidas dietéticas (cada lata de 12 onzas o botella de 20 onzas equivale a la mitad de los edulcorantes artificiales permitidos diariamente)

- ✦ Agua *seltzer* (sin sabor o con sabores naturales)
- ✦ Agua mineral con gas
- ✦ Té (negro, con leche, verde, de hierbas- sin azúcar o miel agregadas; sin edulcorantes artificiales, a menos que los cuentes dentro de los permitidos diariamente)
- ✦ Agua
- ✦ Aguas con sabores naturales, sin calorías (ver recetas pág. 38)

LISTA DE REFRIGERIOS ACEPTADOS EN LA TARDE (100–150 calorías)

Puedes sustituir los refrigerios de la tarde que aparecen en tu menú por las siguientes opciones. Consume solo uno por día y limítate a las porciones designadas.

Opciones con queso

- ✦ 1 onza de queso bajo en grasas o sin grasas con todas las barras de apio y pimienta que desees
- ✦ 1 onza de queso bajo en grasas o sin grasas con una mini pita integral (no más de 70 calorías) o una galleta de arroz
- ✦ 1 onza de queso bajo en grasas o sin grasas con 10 almendras crudas o 15 pistachos
- ✦ 1 barra de queso semi descremado junto con MEDIA porción de fruta (ver la lista)
- ✦ 4 cucharadas rasas de queso crema bajo en grasas con todos los tallos de apio que desees
- ✦ ½ taza de queso *cottage*, bajo en grasas o sin grasas, con MEDIA porción de fruta
- ✦ ½ taza de queso *cottage*, bajo en o sin grasas con todos los vegetales libres de almidón (tomates *cherry*, pimientos en julianas, apio o zanahorias baby) que desees
- ✦ ¾ de taza de queso *cottage*, bajo en o sin grasas, solo o con canela
- ✦ 1 tostada de pan integral baja en calorías (cualquier marca que contenga 45 calorías o menos) con 1 onza de queso tajado bajo en grasas o sin grasas, y rodajas de tomate (opcional)
- ✦ 1 tostada de pan integral baja en calorías (cualquier marca que contenga

45 calorías o menos por tajada) con 1 cucharada rasa de queso crema bajo en grasas

+ ½ taza de queso *cottage* bajo en grasas o sin grasas, mezclada con ½ taza de piña triturada (enlatada en su propio jugo y escurrida)

+ 1 tostada de *muffin* inglés integral (cualquier marca que contenga 130 calorías o menos) con 2 cucharaditas de queso crema sin grasas

Opciones de yogur

+ 8 onzas de yogur natural, griego o de vainilla sin grasas (sin edulcorantes artificiales).

+ 6 onzas de yogur natural, griego o de vainilla sin grasas (sin edulcorantes artificiales), con dos cucharadas de germen de trigo o de semillas de linaza molidas.

+ 6 onzas de yogur natural, griego o de vainilla sin grasas (sin edulcorantes artificiales), con MEDIA porción de fruta.

+ 8 onzas de yogur de sabores (cualquier marca que tenga 150 calorías o menos por cada 8 onzas).

+ 6 onzas de yogur con sabor (cualquier marca que tenga 100 calorías o menos por cada 6 onzas), con dos cucharadas de germen de trigo o de semillas de linaza molidas.

+ 6 onzas de yogur con sabor (cualquier marca que contenga 100 calorías o menos por cada 6 onzas), con MEDIA porción de fruta.

+ Pudín de vainilla y calabaza: 6 onzas de yogur de vainilla bajo en grasas (cualquier marca que contenga 100 calorías o menos por cada 6 onzas) mezclado con ½ taza de puré de calabaza 100% puro y canela al gusto.

+ **Bananas con crema: 6 onzas de yogur de vainilla sin grasas (cualquier marca con 100 calorías o menos por cada 6 onzas) mezcladas con ½ banana, en rodajas finas.**

Opciones de frutos secos y mantequilla de frutos secos

+ 10 almendras crudas o 15 pistachos y media porción de fruta

+ 10 almendras crudas o 15 pistachos y ½ taza (una bolsita) de salsa de manzana natural sin azúcar agregada

- ✦ 20 almendras crudas
- ✦ 30 pistachos
- ✦ 2 cucharaditas rasas de mantequilla de maní natural y MEDIA porción de fruta; por ejemplo: ½ plátano o 1 manzana pequeña
- ✦ 1 cucharada rasa de mantequilla de maní natural, con cantidades ilimitadas de tallos de apio
- ✦ 1 tostada de pan integral baja en calorías (cualquier marca que contenga 45 calorías o menos por tostada) con una cucharada rasa de mantequilla de maní
- ✦ **2 galletas de arroz (cualquier marca que tenga 45 calorías o menos por galleta) + una cucharadita de mantequilla bien sea de maní, almendras, manzana o soya**

Opciones de fruta

- ✦ 1 plátano congelado
- ✦ 1 taza de uvas congeladas
- ✦ Una porción entera de fruta
- ✦ 1 naranja (o cualquier otra MEDIA porción de fruta) y una mini pita integral (no más de 70 calorías)
- ✦ 1 Batido VIDA (ver receta pág. 136)
- ✦ Postre de helado y plátano ("*banana split*"): 1 plátano, divídelo en dos a todo lo largo y ponle encima 2 cucharadas de crema batida baja en grasas
- ✦ 12 onzas de café con leche descremada o capuchino y, si deseas, una cucharadita o sobre de azúcar o edulcorante artificial + una manzana pequeña (o MEDIA porción de cualquier fruta)

Opciones de vegetales

- ✦ **Media papa (o camote) pequeña-mediana, horneada con 2 cucharadas de salsa, salsa de tomate o queso crema sin grasas**
- ✦ **1 pita integral de tamaño normal (o dos mini pitas), cortada en cascos, engrasadas con aceite de cocina en aerosol y horneadas a 375 °F de 10 a 15 minutos + 2 cucharadas de salsa**
- ✦ **Camote frito con curry (ver receta pág. 226)**

- ✦ 2 tazas de Sopa VIDA con 1 mini pita integral (cualquier marca que tenga 70 calorías o menos) o 1 tostada integral baja en calorías (cualquier marca que tenga 45 calorías o menos por tostada) o el equivalente a 60 a 70 calorías en galletas integrales

- ✦ **Espinaca o brócoli marinara:** Lleva al microondas un paquete congelado de 10 onzas de espinacas o brócoli en trozos hasta que esté cocinado. Escúrrelos muy bien y mézclalos con 2 cucharadas rebosantes de salsa marinara. Llévalos de nuevo al microondas y recaliéntalos por 45 segundos. Si lo deseas, puedes complementar con 2 cucharadas de queso parmesano o queso en trocitos bajo en grasas

Otras opciones

- ✦ 4 onzas de pechuga de pavo en un rollo con lechuga y mostaza
- ✦ 1 mini pita integral (no más de 70 calorías) con dos cucharadas de *hummus* (cualquier variedad)
- ✦ ¼ de taza de *hummus* (cualquier variedad) con todas las rodajas de pepino, tallos de apio y/o julianas de pimiento rojo, amarillo y verde que desees
- ✦ 1 taza de frijoles *edamame* hervidos con las vainas (frescos o congelados)
- ✦ ½ aguacate mediano maduro con jugo de limón; sal y pimienta al gusto
- ✦ 1 galleta de arroz con un huevo duro (o 4 claras de huevo)
- ✦ 1 tostada de pan integral baja en calorías (cualquier marca que tenga 45 calorías o menos), acompañada con un huevo duro triturado y mezclado con cebolla molida y 1 cucharadita de mayonesa baja en grasas
- ✦ 1 *Muffin* VIDA (ver receta pág. 124)
- ✦ 1 Barra VIDA (o cualquier barra con 150 calorías o menos, 3 o más gramos de fibra, sin grasas trans y no más de 2 gramos de grasas saturadas)
- ✦ **Huevos endiablados con hummus:** 2 huevos duros, córtalos a lo largo y reemplaza las yemas con un ¼ de *hummus* de cualquier variedad
- ✦ **El equivalente a 150 calorías en fritos de soya (cualquier sabor y variedad)**
- ✦ **4 tazas de palomitas de maíz bajas en grasas (cualquier marca ya lista o para microondas con 30 calorías o menos por taza, con o sin una mezcla de sazonadores VIDA bajos en calorías. Ver recetas de variedades caseras. Recetas comienzan en la pág. 138)**

LISTA ILIMITADA DE ALIMENTOS Y BEBIDAS
Disfruta en cantidades ilimitadas a cualquier hora del día

- ✦ Todos los vegetales no almidonados (ver lista de vegetales en la pág. 307)
- ✦ Club soda (puede añadirle jugo fresco de limón)
- ✦ Café (negro o con leche descremada, al 1%, o leche de soya únicamente. Nada de azúcar.)
- ✦ Café con sabor natural sin calorías ni azúcar (ver recetas pág. 37)
- ✦ Extractos (vainilla, almendra, menta, etc.)
- ✦ Hierbas y especias (ver lista en pág. 36)
- ✦ Rábano picante
- ✦ Salsa picante
- ✦ Rodajas de limón
- ✦ Caldo bajo en sodio
- ✦ Mostaza (común, tipo "brown", condimentada, Dijon)
- ✦ Aceite de cocina en aerosol
- ✦ Vinagreta balsámica para ensaladas VIDA
- ✦ Salsa (suave o condimentada, cualquier marca sin contenido de azúcar o de sirope de maíz)
- ✦ Agua *seltzer* (natural o con sabores naturales, o con jugo de limón verde o amarillo)
- ✦ Agua mineral con gas
- ✦ Salsa soya baja en sodio
- ✦ **Goma de mascar (chicle) sin azúcar**
- ✦ Té (helado o caliente, con limón o leche descremada, al 1%, o leche de soya solamente. Sin azúcar o miel añadidos.)
- ✦ Vinagre (cualquier variedad)
- ✦ *Wasabi*
- ✦ Agua (opcional: con jugo de limón o lima frescos)
- ✦ Aguas con sabor natural y cero calorías (ver receta pág. 38)
- ✦ Salsa Worcestershire

PATTI CARLSON

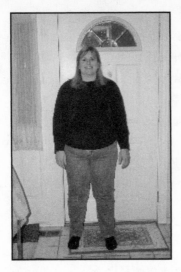 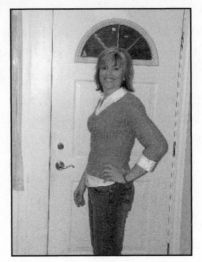

LIBRAS PERDIDAS: ¡125!

EDAD: 45

ESTATURA: 5'5"

ANTES: 270 libras, talla 22

DESPUÉS: 145 libras, talla 6/8

---◆---

LOGROS DE DELGADA: Entrenarme para un triatlón corto. Consiste en nadar media milla, una carrera en bicicleta de 13.8 millas y correr 3.1 millas. No sabía nadar, por lo que tomé clases de triatlón. Necesité toda mi fuerza mental para volver a la segunda semana de clases, pero lo hice y aprendí mucho.

DESAFÍOS DE DELGADA: Una vez que comienzo a comer determinados alimentos, no puedo parar. Ahora tengo ciertos límites con la comida que no puedo traspasar. Por ejemplo, nunca más podré comer helado de *Ben & Jerry's*, donuts, ni pastel de cerezas de *Hostess*. Ya no los compro; nunca los tengo en casa.

PALABRAS SABIAS: Hacer trampa en una dieta no tiene sentido. Si haces trampa, solo te engañarás a ti mismo.

¿QUÉ TE MOTIVÓ A PERDER PESO?

Sabía que quería perder peso, pero no pensé que pudiera hacerlo sola. Estuve en una convocatoria para participar en un "reality show" de pérdida de peso, pero no me llamaron. Me dio rabia y dije: "Al diablo con ellos. Puedo hacerlo sola". Al día siguiente hice una rutina de 15 minutos, e imaginé que mi entrenador me decía que no dejara de moverme. Después ya nada me detuvo.

¿FUE FÁCIL?

Tuve mucha determinación. Fue como tener un interruptor de encendido y apagado en mi cabeza. Me harté de tener sobrepeso, de sentirme cansada a todas horas, me saturé de todo. No quería seguir siendo así y decidí reinventarme.

SOBRE ENCONTRAR EL MOMENTO IDEAL PARA EMPEZAR A ALIMENTARTE MEJOR…

Comencé el 12 de diciembre. Mis amigos decían: "¿Por qué no esperas hasta enero?". Quería hacerlo por el resto de mi vida, y la fecha de inicio me pareció irrelevante.

COMBATIENDO COMER A RAÍZ DE LA TENSIÓN…

Tengo muchos días de vacaciones acumulados, pero me da un poco de miedo tomarlos porque mi trabajo me mantiene en línea. Hago ejercicio en vez de tomar vacaciones. Tengo una clase de "*spinning*" a las 5:30 de la mañana. Al final de la clase me siento muy bien. Es una forma increíble de reducir la tensión, es mi tiempo de sanidad.

LECCIONES APRENDIDAS DE *LA DIETA DE TU VIDA*

EL MEJOR TIEMPO PARA EMPEZAR A PERDER PESO ES… *¡YA! No esperes hasta el lunes… el próximo mes… hasta después de tu cumpleaños… o hasta ninguna otra fecha. Eso es simplemente dejar las cosas para más tarde. ¡COMIENZA EN ESTE PRECISO INSTANTE!*

Tercer paso
Menús y recetas

En las siguientes páginas hay programas de comidas para los 21 días del Tercer paso. Siéntete libre de repetir o cambiar las comidas correspondientes: desayuno por desayuno, almuerzo por almuerzo o cena por cena (*solamente* dentro de las comidas del Primer, Segundo y Tercer pasos). De ahora en adelante, puedes disfrutar de cualquier desayuno al almuerzo o a la cena, o de cualquier almuerzo a la hora de la cena.

Los miembros del programa en línea www.JoyBauer.com, tienen acceso a un mayor número de recetas y comidas del Tercer paso. Para una lista de comidas rápidas y de fácil preparación del Tercer paso, ve la pág. 206.

Si vas a comer por fuera, siga las Opciones de restaurantes para el Tercer paso de *La dieta de tu vida* en la pág. 208.

Instrucciones especiales para todos los hombres y para algunas de las mujeres activas

(Sigue estas instrucciones si eres un hombre o mujer de menos de 40 años y haces más de una hora de ejercicio cardiovascular al menos 6 días a la semana).

Aunque hay porciones específicas de proteína (claras de huevo, carne, pollo, pavo, pescado y comida de mar, tofu) para cada comida, todos los hombres y las mujeres activas pueden comer cantidades ilimitadas de proteína con las comidas solamente; es decir, al desayuno, almuerzo y comida, pero no durante el resto del día.

Instrucciones especiales para los vegetarianos

Consume leche de soya baja en grasas, yogur de soya y queso de soya en vez de productos lácteos. Reemplaza la carne de res y de aves por porciones equivalentes de pescado, comida de mar, (tempeh) o sustitutos de la carne. Si vas a reemplazar la carne con tofu, duplica el tamaño de la porción indicada (ya que el tofu es menos denso que la carne). También puedes reemplazar las hamburguesas de pavo o los otros platos de carne por hamburguesas vegetarianas.

Extra VIDA

Disfruta un extra de 150 calorías todos los días.

Todo se vale: puedes escoger cualquier alimento o alimentos que estén dentro de los límites calóricos permitidos.

DESAYUNO

Bananas y crema

1 banana en rodajas pequeñas, mezclada con 6 onzas de yogur de vainilla bajo en grasas (cualquier marca que tenga 100 calorías o menos) y 1 cucharada rebosada de crema agria baja en grasas o sin grasas (si deseas, rocíala con canela).

ALMUERZO

Ensalada de claras de huevo con *muffin* inglés

Ensalada de claras de huevo (pág. 221) con un muffin inglés tostado (cualquier marca que contenga 130 calorías o menos).

Disfruta con cantidades ilimitadas de tallos de apio, zanahorias baby y pimiento en julianas.

REFRIGERIO

Una porción entera de fruta.

CENA

Filete de lomo de cerdo con naranja y mostaza (pág. 148)
Habichuelas con vinagreta ácida

En un recipiente seguro para microondas, junta 1 ó 2 tazas de habichuelas lavadas y peladas con 3 cucharadas de agua.

Tápalas y ponlas en el microondas hasta que estén tiernas-crocantes; más o menos 5 minutos. Quítales el exceso de agua.

En un recipiente pequeño, bate 1 cucharada de vinagre de vino rojo, ½ cucharadita de aceite de oliva, 1 cucharadita de mostaza Dijon y sal y pimienta a tu gusto.

Lleva este aderezo al microondas durante 10 ó 15 segundos o hasta que las habichuelas estén tibias y húmedas.

DESAYUNO
Huevos revueltos "fiesta" con chiles verdes (pág. 219)

ALMUERZO
Sándwich de pavo Vermont

Unta 1 ó 2cucharaditas de mostaza Dijon sobre 2 tajadas de pan integral bajo en calorías.

Agrega 3 onzas de pechuga de pavo (o jamón magro), 1 onza de queso cheddar bajo en grasas y 3 tajadas de manzana (preferiblemente tipo "Granny Smith").

Disfruta con el resto de la manzana tajada como guarnición.

REFRIGERIO
Barra VIDA

*Disfruta una barra VIDA; también puedes reemplazarla con cualquier barra con 150 calorías o menos, 3+ gramos de fibra, sin grasas trans y no más de 2 gramos de grasas saturadas.

CENA
Tilapia al horno

Precalienta el horno a 400 °F y engrasa una fuente para hornear con aceite de cocina en aerosol.

Coloca un filete de tilapia (de 6 a 8 onzas) sobre la fuente y sazónalo con jugo de limón, sal, pimienta y otros condimentos a tu gusto.

Hornéalo durante 15 ó 20 minutos o hasta que el pescado esté opaco y bien cocido.

Espinacas Salteadas (pág. 68).

DESAYUNO

Tostadas de ricota y jamón

Tuesta ligeramente 2 tajadas de pan integral bajo en calorías.

Agrega 2 cucharadas rasas de queso ricota bajo en grasas (semi descremado) y 1 onza de jamón magro o tocino canadiense a cada tajada. Sazona con pimienta negra. Caliéntalo en el horno.

ALMUERZO

Ensalada griega con queso feta (pág. 223)

REFRIGERIO

Equivalente a 150 calorías de fritos de soya.

CENA

Pollo a la barbacoa

Asa una pechuga (6 onzas) de pollo deshuesada a la parrilla o saltéala en una sartén.

Rocíale 1 o 2 cucharadas de salsa barbacoa durante los últimos 5 minutos.

Ensalada cremosa tipo "Coleslaw" para una persona (pág. 224)

Disfruta con cantidades ilimitadas de brócoli, coliflor, repollitos de Bruselas o arvejas.

DESAYUNO

Barra VIDA con yogur

Una barra VIDA* con 6 onzas de yogur natural, griego o con sabor, libre de grasas (cualquier marca que tenga 100 calorías o menos, o cualquier otra proteína para el desayuno).

*Disfruta una barra VIDA; también puedes consumir cualquier barra con 150 calorías o menos, 3 gramos de fibra o más, sin grasas trans, y no más de 2 gramos de grasas saturadas.

ALMUERZO

Sándwich de jamón y queso

Dos tajadas de pan integral bajo en calorías con 3 onzas de jamón magro, 1 onza de queso bajo en grasas (cualquier variedad), y, mostaza o 1 cucharada de mayonesa baja en grasas (opcional).

Disfruta con rodajas de pepino o cualquier otro vegetal libre de almidón.

REFRIGERIO

MEDIA porción de fruta + 15 pistachos o 10 almendras.

CENA

Bistec de lomito asado

5 onzas de bistec magro, sazonadas al gusto con marinadas/hierbas/adobos permitidos.

Precalienta una sartén grande o una parrilla a fuego medio o alto y cocínalo por el tiempo deseado.

Disfruta con 2 cucharadas de salsa para carnes, salsa de tomate o salsa barbacoa (opcional).

Ensalada de tomate y mozzarella

Parte ½ tomate mediano y 1 onza de queso mozzarella bajo en grasas (semi descremado).

Alterna rodajas de tomate y de mozzarella en un plato.

Rocía con 2 cucharadas de vinagreta balsámica VIDA (u otra vinagreta baja en calorías).

DESAYUNO

Fruta, queso y nueces para llevar

1 barra de queso mozzarella semi descremado (o cualquier queso bajo en grasas)

MEDIA porción de la fruta que elijas.

15 almendras enteras y naturales.

ALMUERZO

Salchicha de pavo con chucrut y mostaza

Una salchicha magra de pavo servida en un pan de perro caliente, preferiblemente integral, acompañada con todo el chucrut y la mostaza que desees.

Disfrútala con tallos de apio crocantes, pimiento en julianas y/o zanahorias.

REFRIGERIO

Cantidades ilimitadas de tallos de apio con 4 cucharadas rebosantes de queso crema sin grasas (o 2 cucharadas rebosantes de queso crema bajo en grasas o una cucharada rasa de mantequilla de maní).

CENA

Bacalao frito en el horno (pág. 225)

Camotes fritos (pág. 226)

Con o sin polvo curry (puedes reemplazar ½ papa blanca o camote al horno).

Disfruta con habichuelas al vapor o con otro vegetal libre de almidón.

DESAYUNO

Tostada francesa de vainilla (pág. 219)

> *Con ¾ de taza de bayas (descongeladas o frescas), 10 fresas rebanadas o MEDIA porción de otra fruta.*

> *(Para decorar, tritura bayas con un tenedor y hornéalas en el microondas durante 30 o 60 segundos).*

ALMUERZO

Comida china al vapor

> *Pide pollo, camarones o "tofu" con vegetales "al vapor", y salsa de ajo. Vierte SOLO una cucharada de la salsa (puedes añadirle salsa soya baja en sodio).*

> *Evita todos los alimentos extras como arroz, bolas de masa, etc.*

REFRIGERIO

> *Una porción Completa de fruta*

CENA

Ensalada para la cena VIDA (pág. 62)

1½ taza de Chili con pavo y cebolla (pág. 228)

> *con 1 onza de trozos de queso cheddar bajo en grasas y con 1*

> *cucharada de crema agria baja en grasas o sin grasas.*

DESAYUNO

Huevos revueltos con espinaca y queso feta (pág. 220)

ALMUERZO

Sopa minestrone y Ensalada

> *2 tazas de sopa minestrone, de lentejas o de frijoles negros.**

> *Ensalada verde mixta con 2 cucharadas de aderezo light o 1 cucharadita de aceite de oliva y vinagre y limón frescos al gusto.*

> **Compra cualquier marca que tenga 300 calorías o menos por cada 2 tazas.*

> *También puedes preparar la Sopa minestrone VIDA (pág. 135).*

REFRIGERIO

> *Una barra de queso semi descremado + una naranja o media toronja (o MEDIA porción de fruta)*

CENA

Filete de pescado en papillote con vegetales de jardín (pág. 229)

> *Servido sobre ½ taza de frijoles tipo cannellini (o cualquier otra variedad)*

DESAYUNO

Sándwich abierto de tostadas con tomate y queso

2 tostadas de pan integral bajo en calorías, con rodajas de tomate y 2 tajadas (¾ de onza cada una) de queso bajo en grasas.

Derrite el queso en el horno o debajo de la parrilla.

ALMUERZO

Ensalada de pasta y atún con vegetales

Mezcla ½ taza rasa de pasta de trigo integral cocinada (cualquier pasta corta como penne o rotini) con una taza de vegetales sin almidón en trozos (apio, zanahoria, tomate, cebolla, pimiento dulce, pepino, etc.) con una lata de atún light en agua (de 6 onzas). Escúrrelo bien (también lo puedes reemplazar por salmón silvestre o pechuga de pollo).

Agrega 3 o 4 cucharadas de vinagreta baja en calorías o una cucharadita de aceite de oliva, vinagre al gusto y las hierbas y condimentos que desees.

REFRIGERIO

Una porción entera de fruta.

CENA

Pollo a la italiana

Pon una pechuga de pollo sin piel ni huesos (de 6 onzas) y 2 cucharadas de aderezo italiano bajo en calorías (o 1 cucharadita de aceite de oliva, vinagre ilimitado y sazonadores al gusto) en una bolsa resellable.

Sella la bolsa y asegúrate de que el pollo quede bien cubierto. Marina por lo menos una hora o hasta el día siguiente.

Puedes asarlo al carbón, a la parrilla, a la brasa o saltearlo. Cubre con papel de aluminio y cocínalo a 350 °F de 25 o 30 minutos o hasta que el pollo esté completamente dorado.

Champiñones portobello rellenos (pág. 234)

DESAYUNO

Yogur con fruta fresca y germen de trigo

> *Una porción entera de fruta (½ cantaloupe mediano, una pera o pomelo)*

> *6 onzas de yogur natural, griego o con sabor (cualquier marca que tenga 100 calorías o menos).*

> *2 cucharadas de germen de trigo.*

ALMUERZO

Panqueque de cebollino VIDA con crema agria (pág. 224)

REFRIGERIO

Brócoli a la marinara

> *Cocina un paquete congelado de brócoli en el microondas.*

> *Escúrrelo bien y mézclalo con dos cucharadas rebosantes de salsa marinara.*

> *Llévalo de nuevo al microondas y caliéntalo por 45 segundos. Si lo deseas, añade*

> *2 cucharadas de queso parmesano rallado o trozos de queso bajo en grasas.*

CENA

Bistec con balsámico

> *Marina 5 onzas de bistec magro en una bolsa resellable con 2 cucharadas de vinagre balsámico, 1 clavo (1 cucharadita), ajo molido (o ¼ de cucharadita de ajo en polvo) y pimienta negra durante 30 minutos. Ásalo a la parrilla o al carbón o saltéalo a la temperatura deseada.*

Coliflor parmesana al horno

> *Precalienta el horno a 425 °F. Engrasa una fuente con aceite en aerosol.*

> *Añade 2 o 3 tazas de trozos de coliflor (sin tallos) crudos, rocíalos con aceite en aerosol, 1 cucharada de queso parmesano, ⅛ de cucharadita de ajo en polvo, y sal y pimienta al gusto.*

> *Hornéalos durante 20 o 30 minutos o hasta que la coliflor esté dorada y crocante por fuera.*

DESAYUNO

Cereal con leche

1 taza de cereal integral (cualquier marca que contenga 120 calorías o menos por porción de entre ¾ y 1 taza con 3+ gramos de fibra) y 1 taza de leche descremada o de leche de soya ligera.

MEDIA porción de la fruta que desees

(Algunas opciones deliciosas son: 1 naranja, ½ pomelo, ½ taza de uvas o 10 fresas).

ALMUERZO

Ensalada de atún siciliana (pág. 222)

Servida sobre una cama de vegetales verdes.

Disfrútala con 2 galletas de arroz sencillas (45 calorías o menos por galleta).

REFRIGERIO

1 barra de queso semi descremado + 1 manzana pequeña (o MEDIA porción de la fruta que elijas)

CENA

Ensalada para la cena VIDA (pág. 62)

~ o ~

2 tazas de Sopa de vegetales VIDA (pág. 66)

Mini pastel de pavo (pág. 227)

(2 bolitas)

Puré de coliflor (pág. 72)

1 porción (¾ de taza)

Puedes reemplazar con coliflor, brócoli o repollitos de Bruselas al vapor).

DESAYUNO

Muffin inglés con mantequilla de manzana

> *1 muffin inglés integral, cortado en dos y ligeramente tostado, con
> 1 cucharada de mantequilla de manzana.*

½ **taza de queso cottage libre de grasas o al 1%**

> *(puedes reemplazar con cualquier proteína para el desayuno)*

ALMUERZO

Ensalada del chef VIDA

> *Una cama con todos los vegetales verdes que desees, acompañados con
> tajadas de pechuga de pavo, jamón magro o "roast beef" (o cualquier
> combinación equivalente a 4 onzas de carne).*

> *2 claras de huevo duras y todos los vegetales libres de almidón que desees
> (tomates, zanahorias, pepino en rodajas, etc.).*

> *Agrega 2 cucharadas de aderezo bajo en calorías, 1 cucharadita de aceite
> de oliva o todo el vinagre que desees.*

REFRIGERIO

Muffin VIDA (pág. 124)

CENA

Ensalada para la cena VIDA (pág. 62)

~ o ~

2 tazas de Sopa de vegetales VIDA (pág. 66)

Salmón escalfado en microondas con salsa de limón y eneldo (pág. 225)

Ajo y brócoli fácil

> *Precalienta el horno a 450 °F. Toma un manojo grande de brócoli y córtalo en
> cogollitos.*

> *Agrega 1 diente de ajo molido (1 cucharadita) y sazona con sal y pimienta.*

> *Envuélvelo bien apretado en papel aluminio y llévalo al horno de 8 a 10
> minutos.*

DESAYUNO

Batido de fruta VIDA (pág. 136)

Escoge entre batido de fruta de banana y cardamomo, arándano y mango, con sabor a helado, o de fresa y banana.

3 tajadas de tocino de pavo

(puedes reemplazarlas por otra proteína para el desayuno).

ALMUERZO

Envuelto de pollo y pimiento asado

Corta 5 onzas de pechuga de pollo sin huesos ni piel en julianas.

Saltea el pollo con todo el pimiento en julianas que desees y los condimentos que elijas en una sartén engrasada con aceite en aerosol, a fuego medio o alto, hasta que esté completamente cocido.

Añade la mezcla a una tortilla de trigo integral (con 100 calorías o menos) y envuélvela.

Disfrútalo con todo el pepino en rodajas que desees.

REFRIGERIO

4 tazas de palomitas de maíz light (con o sin sazonadores VIDA).

CENA

Ensalada para la cena VIDA (pág. 62)

~ o ~

2 tazas de Sopa de vegetales VIDA (pág. 66)

Tortilla de vegetales (pág. 232)

DESAYUNO

Muffin inglés a la hawaiana

> *Mezcla ¼ de taza de queso ricota bajo en grasas semi descremado, (o ½ taza de queso cottage bajo en grasas, al 1%, o libre de grasas) con una pizca de canela y ¼ de taza de piña triturada (empacada en su propio jugo y escurrida).*

> *Esparce sobre el muffin inglés integral tostado.*

ALMUERZO

Sándwich clásico de "Roast Beef"

> *Dos tajadas de pan integral bajo en calorías con 4 onzas de carne magra asada. Si deseas, puedes añadir lechuga, tomate, cebolla, pepinos agridulces, mostaza, salsa de tomate, crema agria baja en grasas o sin grasas, mezclada con una cucharadita de rábano picante.*

> *Disfrútalo con zanahorias baby, tallos de apio y/o rodajas de pepino.*

REFRIGERIO

> *Una porción de fruta entera.*

CENA

Pasta de trigo integral con salchicha y pimientos

> *Prepara una porción de Salchicha de pavo con pimientos y cebollas salteados (pág. 147).*

> *Sirve sobre ½ taza cocinada de espagueti o penne de trigo integral.*

> *Acompáñalo con ½ taza de salsa marinara caliente.*

DESAYUNO

Omelet de salmón ahumado (pág. 220)

ALMUERZO

Sándwich derretido de mozzarella & pimiento rojo asado

Tuesta dos tajadas de pan integral bajo en calorías.

Acompaña cada tostada con pimiento rojo en julianas (escúrrelas bien si vienen empacadas en aceite) y ¼ de taza (1 onza) de queso mozzarella bajo en grasas (semi descremado), en trozos o en tajadas.

Derrite el queso en el horno o debajo de la parrilla.

Sirve rociado con vinagre balsámico común (opcional).

Disfrútalo con todos los tallos de apio, zanahorias, pimiento en julianas u otro vegetal libre de almidón que desees.

REFRIGERIO

Rollo de pavo o de jamón

Extiende todas las hojas de lechuga que desees (romana, por ejemplo).

Cúbrelas con 4 onzas de pechuga de pavo o jamón magro y mostaza, enróllalas y cómelas con las manos.

CENA

Pollo agridulce (pág. 234) sobre arroz

1 porción (2 tazas) sobre ½ taza de arroz integral cocinado.

DESAYUNO

Sándwich derretido de pavo

Parte un muffin inglés integral en dos y tuéstalo.

Añádele una cucharadita de mayonesa baja en grasas o mostaza (opcional), 1 onza de pechuga de pavo y tomate en rodajas a cada mitad.

Acompaña cada mitad con 2 cucharaditas (½ onza) de queso bajo en grasas en trozos.

Derrite el queso en el horno o debajo de la parrilla.

ALMUERZO

Desayuno al almuerzo: Cereal con leche

1 taza de cereal integral (cualquier marca que contenga 120 calorías o menos por cada ¾ a 1 taza, con 3 gramos o más de fibra).

1 taza de leche descremada o de leche de soya light.

MEDIA porción de fruta

(Algunas opciones deliciosas son: 1 naranja, ½ pomelo, ½ taza de uvas o 10 fresas).

Un huevo duro o 4 claras de huevo

(Puedes sustituirlo con otra proteína para el desayuno).

REFRIGERIO

Espinaca Marinara

Cocina un paquete de 10 onzas de espinacas congeladas y picadas en el microondas. Escúrrelas bien y mézclalas con 2 cucharadas rebosantes de salsa marinara. Llévalas de nuevo al microondas y caliéntalas por 45 segundos.

Puedes acompañarlas con 2 cucharadas de queso parmesano rallado o con 1 trozo de queso bajo en grasas.

CENA

Ensalada para la cena VIDA (pág. 62)

~ o ~

2 tazas de Sopa de vegetales VIDA (pág. 66)

Hamburguesa de pizza

5 onzas de hamburguesa de pavo, cocinadas al gusto y acompañadas con

¼ de taza de salsa marinara caliente y una (1 onza) tajada o ¼ de taza de queso mozzarella en trozos bajo en grasas (semi descremado).

Cocina las hamburguesas con su acompañamiento en el microondas durante 30 o 60 segundos, o hasta que el queso se derrita.

Disfrútalas sin pan.

DESAYUNO

Muffin VIDA (pág. 124)

Cualquier variedad.

1 taza de yogur natural, griego o con sabor

Cualquier marca que tenga 100 calorías o menos.

(Puedes sustituir con otra proteína para el desayuno).

ALMUERZO

Envuelto de pollo con mostaza de miel

Mezcla 1 cucharada de mostaza Dijon con 1 cucharadita de miel. Agrega 4 o 5 onzas de pechuga de pollo cocinada, desmenuzada o cortada (fresca o enlatada).

Sirve sobre una tortilla de trigo integral (que tenga 100 calorías o menos) y acompáñalo con tomate, pimiento en julianas y hojas de lechuga o espinaca.

Envuélvela bien y disfrútala con zanahorias tipo baby.

REFRIGERIO

Todos los tallos de apio que desees con 4 cucharadas grandes de queso crema sin grasas (o 2 cucharadas grandes de queso crema bajo en grasas o 1 cucharada rasa de mantequilla de maní).

CENA

Ensalada para la cena VIDA (pág. 62)

~ o ~

2 tazas de Sopa de vegetales VIDA (pág. 66)

Tortas de salmón con jengibre y lima y (pág. 230)

Una porción (2 tortas de salmón).

Vegetales *Teriyaki*

Todas las habichuelas y pimientos en julianas al vapor que desees, con 2 cucharadas de salsa teriyaki baja en sodio. Puedes sazonarlas con 1 cucharadita de semillas de sésamo (ajonjolí).

DESAYUNO

Tostada de ricota y tomate

Tuesta 2 tajadas de pan integral bajo en calorías.

Acompaña cada tostada con ½ de taza de queso ricota bajo en grasas (semi descremado) y rodajas de tomate.

Sazona con pimienta negra, ajo en polvo y/o hierbas frescas o secas.

Calienta debajo de la parrilla o en el horno.

ALMUERZO

Pollo, vegetales y papas

5 onzas de pechuga de pollo asada sin piel, o pescado.

Media papa blanca horneada (o camote), con 2 cucharadas de salsa de tomate (opcional). Todos los vegetales libres de almidón que desees.

REFRIGERIO

Pudín de vainilla y calabaza

6 onzas de yogur de vainilla bajo en grasas (cualquier marca que tenga 100 calorías o menos por 6 onzas) mezclado con ½ taza de calabaza 100% pura y canela al gusto.

CENA

Ensalada para la cena VIDA (pág. 62)

~ o ~

2 tazas de Sopa de vegetales VIDA (pág. 66)

Tacos de pavo (pág. 233)

2 tacos con lechuga, tomate, queso y salsa picante o normal (opcional).

DESAYUNO

Avena con fruta y nueces

Cocina ½ taza de harina de avena tradicional (o ¼ de taza de avena en hojuelas) con agua.

Acompaña con MEDIA porción de la fruta que elijas (algunas opciones deliciosas son: ¾ de taza de bayas o 1 manzana pequeña en trozos)

~ y ~

una cucharada de frutos secos partidos (almendras, nueces o pacanas) o semillas de linaza molidas.

Puedes agregar una cucharadita de azúcar (blanca o morena), miel, sirope de maple o edulcorante artificial.

ALMUERZO

Sándwich de salmón con queso (pág. 222)

REFRIGERIO

Una porción entera de fruta

CENA

Pechuga de pollo rellena de gorgonzola y nueces (pág. 232)
Espárragos balsámicos al horno

Precalienta el horno a 350 °F. Coloca los espárragos sobre una fuente engrasada con aceite en aerosol.

Rocía los espárragos con 2 cucharadas de vinagre balsámico y sazónalos con sal y pimienta a tu gusto.

Hornéalos durante 20 minutos.

DESAYUNO

Pita con mantequilla de maní

1 mini pita integral (cualquier marca que tenga 70 calorías o menos por pita).

Unta 2 cucharadas rasas de mantequilla de maní, almendras o soya.

ALMUERZO

Tostadas de pavo picante

Tuesta 2 tajadas de pan integral bajo en calorías.

Acompaña cada tostada con 2 onzas de pechuga de pavo, todo el pimiento rojo asado y en julianas que desees, y 1 cucharadita abundante de salsa.

Disfrútalas con todos los tallos de apio crocantes y/o pimiento rojo, amarillo o verde en julianas que desees.

REFRIGERIO

Yogur y fruta

6 onzas de yogur natural, griego o con sabor (cualquier marca que tenga 100 calorías o menos por cada 6 onzas) + MEDIA porción de fruta (ve la lista: puedes elegir entre naranja, media banana, una manzana pequeña, ½ taza de bayas o 2 cucharadas de uvas pasas).

CENA

Ensalada para la cena VIDA (pág. 62)

~ o ~

2 tazas de Sopa de vegetales VIDA (pág. 66)

Camarones con limón y ajo (pág. 230)

Champiñones y *zucchini* salteados

Calienta una sartén mediana engrasada con aceite en aerosol a fuego medio.

Corta 1 zucchini pequeño en medias lunas y ½ taza de champiñones en rodajas. Cocina de 6 a 8 minutos, o hasta que estén blandos.

Sazona con sal y pimienta a tu gusto.

DESAYUNO

Muffin Inglés con queso crema, tomate y salmón ahumado

> *Parte un muffin inglés integral en dos y caliéntalo (cualquier marca que tenga 130 calorías o menos) con 2 cucharadas de queso crema bajo en grasas o sin grasas (una cucharada por tajada), todas las rodajas de tomate que desees, y 2 onzas de salmón ahumado en tajadas (una onza por cada tajada). Puedes reemplazar el muffin por dos tostadas integrales bajas en calorías (45 calorías o menos por tostada). Acompaña con anillos de cebolla fresca (opcional).*

ALMUERZO

Plato de ensalada de cangrejo

Ensalada de cangrejo (pág. 221)

> *Servida sobre una cama de vegetales verdes con todas las rodajas de pepino que desees.*

REFRIGERIO

> *Una porción completa de fruta*

CENA

Ensalada para la cena VIDA (pág. 62)

~ o ~

2 tazas de Sopa de vegetales VIDA (pág. 66)

"Sloppy Joe" (carne molida con cebolla y especias) de pollo (pág. 231)

> *1 porción (1¼ taza) "Sloppy Joe" de pollo servido sobre dos tajadas de pan de trigo integral bajo en calorías, ligeramente tostadas.*

> *(Omite el pan y disfruta de ½ papa blanca horneada, o con camote en su lugar).*

DESAYUNO

Barra VIDA con huevo duro

Una barra* VIDA con un huevo duro o con 4 claras de huevo.

*Disfruta una barra VIDA o cualquiera con 150 calorías o menos, 3 gramos de fibra o más, sin grasas trans, y no más de 2 gramos de grasas saturadas.

ALMUERZO

Ensalada de pollo con bastones de pimiento rojo

Ensalada de pollo (pág. 223) con 1 pimiento rojo grande (o de cualquier color), cortado en octavos. Disfruta con una porción completa de la fruta que desees.

Algunas opciones deliciosas son: 1 taza de piña fresca en trozos, 1 manzana, 1 pera o 1 taza de uvas.

REFRIGERIO

4 tazas de palomitas de maíz bajas en grasas (con o sin sazonadores VIDA).

CENA

Platillo mar y tierra

Coctel de camarones

5 langostinos con una cucharada abundante de ketchup + 1 cucharadita de rábano picante.

Bistec de lomito asado

5 onzas de bistec magro, sazonado al gusto con marinadas/hierbas/ sazonadores permitidos.

Precalienta una sartén grande o una parrilla a fuego medio-alto y cocínalo.

Ajo y brócoli fácil

Precalienta el horno a 450 °F. Parte un manojo grande de brócoli en cogollitos.

Agrega un diente de ajo picado (1 cucharadita) y sazona con sal y pimienta.

Envuelve bien en papel de aluminio y hornéalo de 8 a 10 minutos.

tercer paso

DESAYUNOS

Banana y crema (Día 1)

Barra VIDA con yogur (Día 4)

Fruta, queso y nueces para llevar (Día 5)

Yogur con fruta fresca y germinado de trigo (Día 9)

> *Ahorrador de tiempo: Omite el germinado de trigo o agrega ¼ de taza de tu cereal integral preferido.*

Cereal con leche y fruta (Día 10)

Muffin inglés con mantequilla de manzana y queso Cottage (Día 11)

Sándwich derretido de pavo (Día 15)

Pita con mantequilla de maní (Día 19)

ALMUERZOS

Sándwich de jamón y queso (Día 4)

> *Ahorrador de tiempo: saca zanahorias baby directamente de la bolsa como vegetal acompañante.*

Comida china al vapor (Día 6)

> *Ahorrador de tiempo: ordena a domicilio. ¿Qué puede ser más fácil?*

Sopa Minestrone o Ensalada (Día 7)

> *Ahorrador de tiempo: utiliza cualquier marca de sopa que tenga 300 calorías o menos por porción de dos tazas. Disfruta varias hojas de mezcla de lechugas directamente de la bolsa de ensalada. ¡No necesitas añadirle nada más!*

Sándwich clásico de *"Roast Beef"* (Día 13)

> *Ahorrador de tiempo: utiliza zanahorias baby directamente de la bolsa como vegetal acompañante.*

comidas fáciles de preparar

tercer paso

Desayuno al almuerzo (Día 15)

Ahorrador de tiempo: reemplaza los huevos duros por un yogur de 6 onzas con sabor y sin grasas, o por ½ taza de queso cottage sin grasas o bajo en grasas (al 1%).

Sándwich de pavo abierto (Día 15)

Ahorrador de tiempo: Omite los pimientos asados. Acompaña con lechuga y tomate. Saca zanahorias baby de la bolsa y utilízalas como guarnición.

CENAS

Lomo de cerdo con naranja y mostaza (Día 1)

Ahorrador de tiempo: reemplaza las habichuelas, el brócoli o las arvejas cocinadas al vapor o en el microondas por habichuelas con vinagreta ácida.

Tilapia al horno con espinacas salteadas (Día 2)

Ahorrador de tiempo: lleva al microondas una caja de espinacas congeladas en lugar de las espinacas salteadas (agrega sal y pimienta a tu gusto).

Filete de lomito a la parrilla con ensalada de tomate y mozzarella (Día 4)

Pollo a la italiana con champiñones portobello rellenos (Día 8)

Ahorrador de tiempo: sustituye los champiñones portobello rellenos por una Ensalada para la cena VIDA con vinagre balsámico o con dos cucharadas de aderezo bajo en calorías (40 calorías o menos por dos cucharadas).

Carne con balsámico y coliflor a la parmesana (Día 9)

Ahorrador de tiempo: Reemplaza la coliflor o el brócoli cocinado al vapor o en el microondas por coliflor a la parmesana.

Hamburguesa de pizza (Día 15)

Ahorrador de tiempo: compra hamburguesas de pavo congeladas o carne molida de pavo para hacer hamburguesas.

comidas fáciles de preparar

Opciones de restaurantes para el Tercer paso de *La dieta de tu vida*

Puedes ordenar algunas opciones del Tercer paso (así como de los pasos Uno y Dos) en restaurantes, siempre y cuando se hagan modificaciones con respecto a la preparación de tu plato. También puedes pedir algunas comidas a cualquier hora y casi en cualquier lugar.

(Recuerda siempre: No consumas un alimento si no aparece aquí o en la lista de alimentos ilimitados. Por ejemplo, no consumas porciones adicionales de pan, arroz, frutas, aderezos para ensalada ricos en grasas, salsas, etc., a menos que hagan parte de tus EXTRAS VIDA). También verá que el Tercer paso permite las comidas rápidas de vez en cuando.

Desayuno

Opción # 1: Omelet de claras de huevo acompañadas con cualquiera de tus vegetales favoritos (sin queso, pues la mayoría de los restaurantes no tienen queso bajo en grasas), *más* ½ pomelo, ¼ de *cantaloupe*, una porción de bayas frescas o ensalada de fruta, o una tajada de pan integral.

Opción # 2: Un huevo duro (o claras de huevo revueltas con tomates picados) + una taza de avena común. Acompaña la avena con algunas cucharadas de bayas o con 1 cucharadita o sobre de azúcar. Los edulcorantes artificiales son opcionales.

Opción # 3: Claras de huevo revuelto con tomates picados y hierbas finas + una tajada de pan integral.

Acompaña todas las opciones con alguna bebida: café (negro, o con leche magra o al 1%), o té (helado o caliente, sin dulce, con limón, o con leche magra o al 1%). Los edulcorantes artificiales son opcionales.

Almuerzo

Opción # 1: Ensalada grande de vegetales crudos con pollo a la parrilla sin piel, o pavo, o pescado/mariscos (sin queso). Adereza con vinagre balsámico o jugo de limón fresco, o con 2 cucharadas de aderezo bajo en calorías.

Opción # 2: Hamburguesa de pavo sin pan, con lechuga, tomate, cebolla, pepinos encurtidos y *ketchup* opcional. Disfruta tu hamburguesa con vegetales crudos o al vapor. También puedes acompañarla con una ensalada de vegetales con vinagre, jugo de limón fresco, o con un aderezo bajo en calorías.

Opción # 3: Sándwich de pavo, jamón, pollo sin piel o roast beef con UNA tajada de pan integral. Disfrútalo con cualquiera de los siguientes acompañamientos: lechuga, tomate, pimientos asados, pepinos encurtidos, cebolla y mostaza, y una guarnición de vegetales sin almidón.

Opción # 4: Una taza de sopa de vegetales que no sea cremosa (lentejas, frijoles negros, vegetales o minestrone), y una ensalada de vegetales mixtos (omite el queso, los crutones, los frutos secos, las frutas deshidratadas, los huevos enteros y otros ingredientes ricos en calorías). Adereza la ensalada con vinagre, jugo de limón fresco, o con 2 cucharadas de aderezo bajo en calorías.

Acompaña todas las opciones con alguna bebida: Agua, *seltzer*, café (negro, o con leche magra o al 1%), o té (helado o caliente, sin dulce, con limón, o con leche magra o al 1%). Los edulcorantes artificiales son opcionales.

Cena

OPCIÓN # 1: RESTAURANTES GENERALES

Ensalada con vinagre o jugo de limón fresco.

Pechuga de pollo sin piel, pescado, mariscos, lomo de cerdo, pavo, o carne magra de res (todas las opciones deben estar preparadas únicamente a la parrilla, horneadas, asadas, escalfadas, al vapor, o hervidas).

Puedes pedir una porción doble de vegetales al vapor.

OPCIÓN # 2: RESTAURANTES DE CARNE

Coctel de camarones con salsa de coctel y limón.

Rodajas de tomate y cebolla con vinagre balsámico (*no* con "vinagreta" balsámica).

Carne magra a la parrilla o al horno (el lomito y el *filet mignon* son buenas opciones).

Brócoli, espinacas, o habichuelas al vapor (puedes agregarle limón, sal y pimienta a tu gusto).

OPCIÓN # 3: RESTAURANTES CHINOS

Taza de sopa (de huevo o agridulce, o caldo de *wonton* sin fideos ni wontones).

Pide pollo, camarones, o tofu "al vapor" con vegetales y la salsa de ajo a un lado. Utiliza SOLO una cucharada de la salsas (puede agregarle salsa de soya baja en sodio). Evita el arroz, las masas, los fideos, los wontones y todo lo demás.

OPCIÓN # 4: RESTAURANTES JAPONESES (3 OPCIONES)

Cena Teriyaki:

Sopa de miso pollo o salmón teriyaki con vegetales. Omite el arroz y reemplázalo con una porción doble de vegetales.

Cena Sushi:

Sopa de miso. Ensalada de la casa (evita el aderezo y reemplázalo con salsa de soya) + un rollo California de seis porciones (el jengibre, el *wasabi* y la salsa de soya son opcionales).

Cena Sashimi:

Sopa de miso + Frijoles de *edameme* + todo el sashimi que quieras (pescado *sin* arroz). Puedes agregarle jengibre, *wasabi* y salsa de soya, así como vegetales al vapor con salsa de soya baja en sodio o jugo de limón.

Acompaña estas opciones con alguna bebida: agua, *seltzer*, té (frío o caliente, sin azúcar ni edulcorantes, con limón o leche magra o al 1%). Algunas opciones deliciosas son el té verde y todas las infusiones de hierbas (especialmente de menta y de manzanilla). Los edulcorantes artificiales son opcionales.

Opciones de comidas rápidas

Aunque las comidas rápidas no suelen ser la mejor opción (y solo deberían comerse ocasionalmente), a veces no tenemos otra alternativa o simplemente sentimos un deseo incontrolable. En ese caso, puedes disfrutar las siguientes opciones de *La dieta de tu vida* al desayuno, el almuerzo o a la cena.

BURGER KING

Opciones de almuerzo

Ensalada de vegetales con pollo a la parrilla y 1 sobre de aderezo *Ken's Ranch* sin grasa (también puedes utilizar medio sobre de aderezo italiano *Ken's LIGHT*)

Hamburguesa vegetariana (sin mayonesa)

Whopper Jr. (sin mayonesa)

Opciones de cena

Sándwich de pollo a la parrilla (sin mayonesa)

Ensalada de vegetales con pollo a la parrilla y 1 sobre de aderezo *Ken's Ranch* sin grasa (también puedes utilizar medio sobre de aderezo italiano *Ken's LIGHT*) + salsa de manzana con sabor a fresa marca *MOTT'S®*

Hamburguesa vegetariana (sin mayonesa) + **Ensalada de vegetales** con 1 sobre de aderezo *Ken's Ranch* sin grasa

Whopper Jr. (sin mayonesa) + **Ensalada de vegetales** con aderezo *Ken's Ranch* sin grasa

MCDONALD'S

Opciones de desayuno

Dos huevos revueltos

Un muffin inglés con un huevo revuelto

Parfait de fruta y yogur con granola

Ensalada de nueces con fruta

Opciones de almuerzo

Ensalada asiática Premium con pollo a la parrilla (y 1 sobre de vinagreta balsámica *Newman's Own* baja en grasas, o aderezo italiano bajo en grasas)

Ensalada Southwest Premium con pollo a la parrilla (y 1 sobre de vinagreta balsámica *Newman's Own* baja en grasas, o aderezo italiano bajo en grasas)

Ensalada ranchera Premium con tocino y pollo a la parrilla (y 1 sobre de vinagreta balsámica *Newman's Own* baja en grasas, o aderezo italiano bajo en grasas)

Ensalada César Premium con pollo a la parrilla y una bolsa de crutones (y 1 sobre de vinagreta balsámica *Newman's Own* baja en grasas, o aderezo italiano bajo en grasas)

"Wrap" de pollo a la parrilla (de cualquier sabor) + ensalada y 1 sobre de vinagreta balsámica *Newman's Own* baja en grasas, o aderezo italiano bajo en grasas)

Hamburguesa sencilla con pan (acompañada de lechuga, tomate, cebolla, *ketchup* y pepinos encurtidos) + **una ensalada** con 1 sobre de vinagreta balsámica *Newman's Own* baja en grasas, o aderezo italiano bajo en grasas)

Opciones de cena

Chicken McNuggets (6 piezas) con 2 sobres de ketchup + ensalada (con 1 sobre de vinagreta balsámica *Newman's Own* baja en grasas, o aderezo italiano bajo en grasas)

Sándwich McChicken a la parrilla (con lechuga, tomates, pepinos encurtidos, cebolla, *ketchup*, y sin mayonesa)

*Puedes repetir cualquier ensalada para el almuerzo con aderezo.

Extras VIDA (150 calorías o menos)

Cono de helado de vainilla tamaño infantil y bajo en grasas

Una galleta de avena y pasas o azúcar

2 sobres de "dip" de manzana con 1 paquete de "dip" de caramelo bajo en grasas

WENDY'S

Opciones de desayuno

Tortilla regular con un huevo y queso americano (porción *Junior*)

Opciones de almuerzo

Papa asada + Ensalada con aderezo *light* o bajo en grasas (un sobre de aderezo francés, de miel y mostaza bajo en grasas, ranchero bajo en grasas, o vinagreta balsámica baja en grasas)

Chili grande + ensalada con aderezo *light* o bajo en grasas (un sobre de aderezo francés, de miel y mostaza bajo en grasas, ranchero bajo en grasas, o vinagreta balsámica baja en grasas)

Chili pequeño con un paquete de galletas de soda + Ensalada con un aderezo *light* o bajo en grasas (un sobre de aderezo francés, de miel y mostaza bajo en grasas, ranchero bajo en grasas, o vinagreta balsámica baja en grasas)

Sándwich de pollo a la parrilla *Ultimate* (sin mayonesa) con lechuga, tomate, *ketchup*, pepinos encurtidos, cebolla y mostaza

5 piezas de Nuggets de pollo Crispy con ketchup + una ensalada con aderezo sin grasas (y un sobre de aderezo francés, de miel y mostaza bajo en grasas, ranchero bajo en grasas, o vinagreta balsámica baja en grasas)

Opciones de cena

Hamburguesa sencilla (sin mayonesa)

Hamburguesa Jr. + chili pequeño

Hamburguesa Jr. + Ensalada con aderezo *light* o sin grasas (un sobre de aderezo francés, de miel y mostaza bajo en grasas, ranchero bajo en grasas, o vinagreta balsámica baja en grasas)

Sándwich de pollo a la parrilla Ultimate (sin mayonesa) con **ensalada** (un sobre de aderezo francés, de miel y mostaza bajo en grasas, ranchero bajo en grasas, o vinagreta balsámica baja en grasas)

Ensalada de pollo mandarín con aderezo *light* o sin grasas (un sobre de aderezo francés, de miel y mostaza bajo en grasas, ranchero bajo en grasas, o vinagreta balsámica baja en grasas)

Ensalada César de pollo con aderezo *light o sin grasas* (un sobre de aderezo francés, de miel y mostaza bajo en grasas, ranchero bajo en grasas, o vinagreta balsámica baja en grasas)

Sándwich de pollo a la parrilla Ultimate (sin mayonesa) + una taza de mandarina y naranja

Hamburguesa de queso doble Snack Attack (sin mayonesa)

Hamburguesa de queso Doble Deluxe (sin mayonesa)

Papa asada con brócoli y crema agria baja en grasas (pida la papa sin mantequilla)

Extras VIDA (150 calorías o menos)

Frosty de vainilla o chocolate (solo tamaño Jr.)

PANERA

Opciones de desayuno

½ bagel integral con ½ media porción de queso crema bajo en grasas

½ sándwich de huevo y queso

Opciones de almuerzo

Medio sándwich vegetariano mediterráneo con pan de tomate y albahaca

Medio sándwich de pechuga de pavo ahumada con pan integral o de masa agria + una taza de frutas pequeña

Sopa de pollo y fideos, de vegetales, o de frijoles negros baja en grasas + una tajada de pan o rollo pequeño (preferiblemente integral)

Ensalada clásica de Café con pollo a la parrilla y aderezo light o sin grasas (y sin pan)

Ensalada de fresa y semillas de amapola con pollo a la parrilla y aderezo light o sin grasas (y sin pan)

*Opciones de cena**

Medio sándwich de pechuga de pavo ahumada con pan integral o de masa agria + una sopa de pollo y fideos baja en grasas

1 porción de tomate y albahaca Crispani

* Puedes consumir cualquier menú del almuerzo a la hora de la cena.

Extras VIDA (150 calorías o menos)

1 tajada de pan o un rollo pequeño de cualquier variedad

SUBWAY

Opciones de desayuno

2 paquetes de rodajas de manzana y 1 taza de yogur natural marca Dannon

Opciones de almuerzo

Veggie Delite Wrap (lechuga, cebolla, pimientos, tomates, aceitunas, pepinos encurtidos, ketchup, mostaza, vinagre)

Veggie Delite en pan integral de 6" (lechuga, cebolla, pimientos, tomates, aceitunas, pepinos encurtidos, *ketchup*, mostaza, vinagre)

Pechuga de pavo al horno en pan integral de 6" (lechuga, cebolla, pimientos, tomates, aceitunas, pepinos encurtidos, ketchup, mostaza, vinagre)

Roast Beef en pan integral de 6" (lechuga, cebolla, pimientos, tomates, aceitunas, pepinos encurtidos, ketchup, mostaza, vinagre)

Pechuga de pavo en pan integral de 6" (lechuga, cebolla, pimientos, tomates, aceitunas, pepinos encurtidos, ketchup, mostaza, vinagre)

Sándwich de pechuga de pavo & jamón en pan integral de 6" (lechuga, cebolla, pimientos, tomates, aceitunas, pepinos encurtidos, ketchup, mostaza, vinagre)

*Opciones de cena**

*Puedes disfrutar cualquiera de las opciones de almuerzo en la cena (y agregar 1 paquete opcional de manzanas o 1 taza de yogurt).

"Wrap" de Roast Beef (lechuga, cebolla, pimientos, tomates, aceitunas, pepinos encurtidos, ketchup, mostaza, vinagre)

"Wrap" de jamón (lechuga, cebolla, pimientos, tomates, aceitunas, pepinos encurtidos, ketchup, mostaza, vinagre)

"Wrap" de pavo (lechuga, cebolla, pimientos, tomates, aceitunas, pepinos encurtidos, ketchup, mostaza, vinagre)

Pollo teriyaki y cebollas acarameladas de 6" en pan integral

TACO BELL

Opciones de almuerzo

Taco Bell: todas las opciones del "Menú Fresco"

Taco Fresco Crunchy (2 tacos)

Taco Fresco Soft (1 taco)

Fresco Zesty Chicken Border Bowl (uno)

Taco de pollo Soft Fresco Ranchero (dos)

Fresco Burrito Supreme de pollo (uno)

Fresco Burrito Supreme de carne (uno)

Burrito Fresco Fiesta de pollo (uno)

Burrito Fresco de frijoles (uno)

Taco Fresco Soft de carne a la parrilla (dos)

Gorditas estilo Fresco (una)

*Opciones de cena**

Taco Supreme Double Decker (Estilo Fresco)

Una chalupa estilo Fresco (cualquier variedad)

Burrito Supreme de pollo

Burrito Supreme de carne

Burrito de pollo picante

*También puedes disfrutar cualquiera de las opciones de almuerzo durante la cena.

STARBUCKS

Opciones de desayuno

"Wrap" de huevo, queso, espinaca y tomates asados

Mezcla Grande Vivanno de naranja, mango y banana (16 oz)

Barra de fruta y nueces

Taza de frutas + *Skinny Latte (Tall, Grande o Venti)*

JAMBA JUICE

Opciones de desayuno:

Cualquiera de los siguientes batidos (smoothies) de 16 onzas:

Strawberry Whirl

Mega Mango

Peach Perfection

Jamba Light Berry Fulfilling

Jamba Light Mango Mantra

Jamba Light Strawberry Nirvana

BOSTON MARKET

Opciones de cena

Pechuga de pavo asada (sin piel) con porción de papas con ajo y eneldo, y vegetales frescos al vapor

¼ de pollo blanco asado (sin piel), con porción de papas con ajo y eneldo, y vegetales frescos al vapor

Medio sándwich de pollo Boston Carver con vegetales frescos al vapor

3 presas de pollo oscuro asado (muslo y dos piernas sin piel) con vegetales frescos al vapor

DOMINO'S

Opciones de almuerzo o cena

Dos tajadas de pizza crujiente de "masa delgada", de tamaño mediano; de queso o con pimientos verdes, cebollas y champiñones + ½ porción de Ensalada con un sobre de aderezo italiano *light*

2 tajadas de pizza crujiente de "masa delgada", de tamaño mediano + ½ porción de Ensalada y un sobre de aderezo italiano *light*

1 tajada de pizza crujiente de "masa delgada", de tamaño mediano; de queso o con pimientos verdes, cebollas y champiñones

Extras VIDA (150 calorías o menos)

1 tajada de pizza crujiente de "masa delgada", de tamaño mediano; de queso o con pimientos verdes, cebollas y champiñones

1 tajada de pizza crujiente de "masa delgada", de tamaño mediano con jamón y piña

PANDA EXPRESS

Opciones de almuerzo o cena

12 onzas de **sopa agridulce con camarones** (5½ onzas) y **vegetales mixtos**

12 onzas de **sopa agridulce con carne y brócoli** (5½ onzas) y **vegetales mixtos**

KFC

Opciones de cena

2 piezas de pechuga de pollo asada al horno, sin piel ni apanada, con habichuelas y una mazorca de maíz de 3" (sencilla)

HARDEES

Opciones de desayuno

Una orden de grits, un huevo doblado y una rodaja de jamón campesino

Opciones de almuerzo

Hamburguesa con pan acompañada de lechuga, tomate, cebolla, pepinos encurtidos y *ketchup* (sin mayonesa)

Sándwich de filete de pollo BBQ (sin mayonesa)

Opciones de cena

Hamburguesa con queso y pan, acompañada de lechuga, tomate, cebolla, pepinos encurtidos y *ketchup* (sin mayonesa)

Sándwich de pollo Club a la parrilla y bajo en carbohidratos (sin mayonesa)

CHICK FIL-A

Opciones de almuerzo

Sándwich de pollo a la parrilla con pan, acompañado de lechuga, tomate, cebolla, pepinos encurtidos y *ketchup* (sin mayonesa)

Ensalada de pollo a la parrilla con 1 sobre de aderezo italiano *light* + una taza de frutas

Ensalada de frutas & Chargrilled con 1 sobre de aderezo *light*

Sopa de pechuga de pollo + una taza de frutas

Opciones de cena

Sándwich de pollo a la parrilla con pan, acompañado de lechuga, tomate, cebolla, pepinos encurtidos y *ketchup* (sin mayonesa) + **una taza de frutas**

Ensalada de pollo Southwest a la parrilla con 1 sobre de aderezo italiano *Light* + **una taza de frutas**

"Wrap" de pollo picante

Una taza de ensalada de pollo con ensalada de vegetales (sin aderezo)

CHIPOTLE

*Para las opciones de salsas, elige entre el tomate fresco, tomatillo y chiles verdes, o tomatillo y chiles rojos, y siéntete libre de acompañar las siguientes entradas con lechuga.

Opciones de almuerzo

Ensalada con carne, salsa y UNO de los siguientes alimentos: fajita de vegetales, queso o crema agria

Ensalada con filete de carne o a la barbacoa y salsa. Puedes acompañar con frijoles o guacamole

Ensalada con frijoles, salsa y UNO de los siguientes alimentos: guacamole, arroz, crema agria, queso o fajita de vegetales

Ensalada con fajita de vegetales, salsa y UNO de los siguientes alimentos: guacamole, arroz, frijoles, crema agria, queso o fajita de vegetales

Cubiertas crujientes para tacos (3 por cada orden) **con salsa y UNO de los siguientes ingredientes: Frijoles o fajita de vegetales**

Opciones de cena

**Ensalada con carne, salsa y UNO de los siguientes ingredientes: frijoles, gua-
camole o arroz. Acompaña con crema agria o queso**

Cubiertas crujientes para tacos (3 por cada orden) **con salsa y carne**

Burrito taco con tortilla de harina (3 por orden). **Acompaña con salsa y fajita
de vegetales.**

Recetas—Desayunos

HUEVOS REVUELTOS CON CHILES VERDES

1 huevo entero

3 claras de huevo

1 cucharada de chiles verdes enlatados, finamente picados

2 cucharadas de queso cheddar bajo en grasas

1 cucharada de crema agria baja en grasas o sin grasas

2 cucharadas de salsa (opcional)

Engrasa una sartén con aceite en aerosol y calienta a fuego medio. Bate los huevos
con los chiles verdes y un chorrito de agua (para que los huevos queden más esponjados). Viértelos en la sartén y revuélvelos. Agrega queso y cocina por 30 segundos, o
hasta que el queso se derrita. Sirve en un plato. Acompaña con crema agria y salsa.

Rinde una porción

TOSTADAS FRANCESAS DE VAINILLA

2 claras grandes de huevo

1 cucharada de leche magra

*2 cucharaditas de azúcar o la cantidad equivalente de edulcorante artificial
(opcional)*

½ cucharadita de extracto de vainilla

¼ de cucharadita de canela

Una pizca de nuez moscada

Dos tajadas de pan integral bajo en calorías

Bate las claras de huevo con la leche, el azúcar, la vainilla, la canela y la nuez moscada. Remoja el pan en la mezcla. Engrasa una sartén con aceite en aerosol y calienta a fuego medio. Cocina el pan hasta que esté crujiente por ambos lados.

Rinde una porción

OMELET DE SALMÓN AHUMADO

1 huevo entero

3 claras de huevo

2 onzas de salmón ahumado cortado en tiras

Los condimentos que prefieras

2 cucharadas de crema agria baja en grasas o sin grasas

1 cucharadita de cebollino picado o una pizca de semillas de eneldo secas

Engrasa una sartén con aceite en aerosol y calienta a fuego medio. Vierte el salmón, agrega los condimentos y cocínalo. Dalo vuelta con suavidad cuando la parte debajo esté cocinada. Dobla un lado sobre el otro. Agrega una porción de crema agria con cebollino o semillas de eneldo.

Rinde una porción

HUEVOS REVUELTOS CON ESPINACA Y QUESO FETA

1 huevo entero

3 claras de huevo

1 ó 2 tazas de espinacas frescas

Los condimentos que prefieras

1 onza de queso feta (3 cucharadas aprox.) o 1 onza de queso bajo en grasas.

Engrasa una sartén con aceite en aerosol y calienta a fuego medio. Añade las espinacas y saltéalas de 3 a 5 minutos. Bate los huevos con los condimentos deseados y un chorrito de agua (para que los huevos queden más esponjados). Ponlos en la sartén y revuélvelos con las espinacas. Sirve en un plato y decóralo con el queso feta.

Rinde una porción

ENSALADA DE CLARAS DE HUEVO

1 cucharada de mayonesa baja en grasas

1 cucharada de queso cottage al 1% o sin grasas

1 cucharadita de mostaza Dijon

4 claras grandes de huevo, duras

1 tallo de apio picado

1 cebolla verde o blanca finamente picada, con tomillo o cebollino

¼ de manzana sin piel, picada

Pimienta negra

Mezcla la mayonesa, el queso y la mostaza en un recipiente pequeño. Corta las claras de huevo en pedazos pequeños y ponlas en el recipiente. Incorpora el apio, la cebolla verde y la manzana. Mezcla todo bien y sazónalo con pimienta negra a tu gusto.

Rinde una porción

ENSALADA DE CANGREJO

6 a 8 onzas de carne de cangrejo natural o artificial (fresca o congelada)

2 cucharadas de jugo de limón

Cáscara de ½ limón (opcional)

1 cucharada de mayonesa baja en grasas

Una pizca abundante de adobo "Old Bay"

2 cucharadas de cebolla roja finamente picada

Pimienta negra

Combina todos los ingredientes.

Rinde una porción

ENSALADA SICILIANA DE ATÚN

1 lata de atún light en agua (de 6 onzas), escurrida

6 aceitunas verdes picadas

1 o 2 cucharaditas de alcaparras (opcional)

1 tallo de apio picado

1 o 2 cucharadas de cebolla roja finamente picada

1 cucharadita de aceite de oliva

1 cucharada de jugo de limón

Pimienta negra

Mezcla bien el atún con las aceitunas, alcaparras, el apio y la cebolla. Agrega el aceite de oliva, el jugo de limón y la pimienta. Revuélvelo bien.

Rinde una porción

SÁNDWICH DE SALMÓN Y QUESO

3 onzas de salmón silvestre sin piel ni espinas triturado

1 cucharada de mayonesa baja en calorías

1 cucharadita de jugo de limón

Pimienta negra a tu gusto

1 onza de queso bajo en grasas desmenuzado (se recomienda queso cheddar)

2 tajadas de pan integral bajo en calorías, ligeramente tostado

Tritura el salmón y combínalo con la mayonesa, el jugo de limón y la pimienta. Pon la mezcla sobre el pan. Rocía el queso sobre las tajadas de pan. Colócalo bajo la parilla precalentada de 3 a 4 minutos o hasta que el queso se derrita y la parte superior se dore.

Rinde una porción

ENSALADA DE POLLO

> 4 a 5 onzas de pechuga de pollo cocinada, desmenuzada o finamente picada
> (fresca o enlatada)
>
> 1 cucharada de mayonesa baja en grasas
>
> 1 cucharada de crema agria baja en grasas o sin grasas
>
> 1 tallo de apio finamente picado
>
> 2 cucharadas de cebolla finamente picada (opcional)
>
> Pimienta negra a tu gusto
>
> Una pizca de ajo en polvo y/o de cebolla en polvo (opcional)

Mezcla bien todos los ingredientes.

Rinde una porción

ENSALADA GRIEGA CON QUESO FETA

> Una cama de vegetales verdes para ensalada (ilimitados)
>
> 2 onzas de queso feta (6 cucharadas aprox.)
>
> 10 aceitunas despepitadas
>
> 1 tomate mediano cortado en cascos
>
> ½ cebolla roja de tamaño mediano sin piel
>
> 1 cucharadita de aceite de oliva
>
> Todo el vinagre de vino tinto que desees
>
> Una pizca de orégano

Vierte el queso feta, las aceitunas y los vegetales sobre la cama de hojas verdes. Rocíalos con el aceite de oliva y el vinagre y agrega el orégano.

Rinde una porción

PANQUEQUE DE CREMA AGRIA Y CEBOLLA VERDE VIDA

½ de taza de avena instantánea, seca (que no sea en hojuelas)

4 claras de huevo batidas

¼ a ½ taza de cebolla verde finamente picada

1 onza de queso cheddar desmenuzado y bajo en grasas

Una pizca de sal y ½ cucharadita de pimienta

2 cucharadas abundantes de crema agria baja en grasas o sin grasas

Mezcla bien la avena, las claras de huevo, la cebolla verde, el queso, la sal y la pimienta. Engrasa una sartén con aceite en aerosol y calienta a fuego medio. Vierte la mezcla y distribúyela de manera uniforme sobre la sartén. Cocínala de 2 a 3 minutos (para panqueques más húmedos, cubre la sartén con una tapa). Dalos vuelta cuando estén dorados. (Esta receta es para un panqueque grande; pero puedes hacer 2 o 3 pequeños). Acompáñalos con la crema agria.

Rinde una porción

Recetas—Cenas y guarniciones

COLESLAW CREMOSO PARA UNO

3 cucharadas de yogur sin sabor o crema agria sin grasas

2 cucharaditas de vinagre de sidra

1 cucharadita de azúcar

⅛ cucharadita de semillas de apio

Sal y pimienta

2 tazas de coleslaw (mezcla de col y zanahoria)

½ pimiento pequeño (de cualquier variedad) cortado en tiras finas

Mezcla el yogur, el vinagre, el azúcar, las semillas de apio, la sal y la pimienta. Revuélvelos con la mezcla de *coleslaw* y el pimiento. Disfrútalo de inmediato, o refrigéralo por dos horas si deseas una ensalada más húmeda.

Rinde una porción

SALMÓN ESCALFADO CON SALSA DE LIMÓN Y ENELDO

Para el salmón escalfado:

½ taza de agua

¼ de taza de vino blanco seco

Jugo de ½ limón

1 hoja de laurel

2 a 3 granos de pimienta

2 cucharadas de cebolla picada (opcional)

Filete de salmón de 6 onzas

Para la salsa de limón y eneldo:

Dos cucharadas de crema agria baja en grasas o sin grasas

⅛ de cucharadita de semillas de eneldo secas

Un chorro de jugo de limón (de la mitad restante)

Pimienta negra molida al gusto

Mezcla el agua, el vino, el jugo de limón, el laurel, la pimienta y la cebolla en un recipiente para microondas. Caliéntala en alto hasta que hierva el líquido. Agrega el salmón y cúbrelo con plástico. Pincha la envoltura y cocínala de 3 a 5 minutos en el microondas, o hasta que el pescado esté opaco. Retírala del líquido y déjala reposar de 2 o 3 minutos antes de servir.

Mezcla todos los ingredientes de la salsa en un recipiente pequeño y viértelos sobre el salmón.

Rinde una porción

BACALAO FRITO AL HORNO

2 cucharadas de migas de pan (preferiblemente integral)

1½ cucharaditas de jugo de limón

1 cucharadita de mostaza Dijon

1 cucharada de hierbas frescas picadas: cebollino, perejil, estragón o eneldo (opcional)

Sal y pimienta

Filete de bacalao de 6 onzas (u otro pescado blanco de carne tierna como tilapia, haddock o flounder)

Precalienta el horno a 400 °F. Mezcla las migas de pan, el jugo de limón, la mostaza, las hierbas, la sal y la pimienta en un recipiente pequeño. Sazona ligeramente el pescado con la sal y la pimienta y engrasa una fuente para hornear con aceite en aerosol. Cubre el pescado con la mezcla y rocíalo con el aceite. Hornéalo de 12 a 16 minutos, o hasta que la cobertura esté crujiente y el pescado esté opaco y completamente cocinado.

Rinde una porción

CAMOTES FRITOS AL CURRY

> 1 camote mediano
> ½ cucharadita de curry en polvo
> Sal y pimienta al gusto

Precalienta el horno a 400 °F. Corta el camote a la mitad, y luego en cascos o tiras (de ¼ de pulgada aproximadamente). Engrasa una fuente de hornear con aceite en aerosol. Coloca los camotes en la fuente y rocíalos con el aceite. Sazónalos con el curry en polvo, la sal y la pimienta. Revuelve todo con las manos hasta cubrir bien los camotes. Hornéalos por 20 minutos, dándoles vuelta a mitad de la cocción. Puedes hornearlos cinco minutos más en la máxima potencia si los quiere más dorados y crocantes.

Rinde 2 porciones

MINI PASTEL DE CARNE DE PAVO

1 cebolla amarilla picada

1 pimiento rojo picado

2 tallos de apio picados

2 zanahorias peladas y ralladas

1 libra de carne molida de pavo o pollo (magra)

2 claras de huevo

1 cucharadita de tomillo molido

½ cucharadita de salvia molida

1 cucharada de salsa Worcestershire

½ cucharadita de sal

½ cucharadita de pimienta

¼ de taza de ketchup

8 hojas de laurel (opcional)

Precalienta el horno a 425 °F. Engrasa una bandeja para 12 *muffins* con aceite en aerosol y ponla a un lado.

Engrasa una sartén con aceite en aerosol y cocina la cebolla por 5 minutos a fuego medio. Agrega los pimientos, el apio y las zanahorias, y cocina de 8 a 10 minutos más. Retira los vegetales y déjalos enfriar a la temperatura ambiental.

Vierte la carne molida, las claras de huevo, los vegetales, el tomillo, la salvia, la salsa *Worcestershire*, la sal y la pimienta en un recipiente grande. Mezcla todo bien con las manos.

Vierte la mezcla en ocho moldes para *muffins* aplanándola para que quede al ras de la parte superior de la bandeja. Cubre cada molde con *ketchup* y una hoja de laurel. Hornéalos de 20 a 25 minutos.

Puedes congelarlos hasta por 2 meses.

Rinde 4 porciones, a 2 pasteles por porción

CHILI CON PAVO Y CEBOLLA

1¼ de carne molida de pavo (por lo menos 90% magra)

12 onzas de tomate triturado (sin pasta)

12 onzas de agua

1 cebolla grande partida en pedazos grandes

2 cucharadas de chile en polvo

1 cucharadita de ajo en polvo

1 cucharadita de páprika

Sal

1 cucharadita de pimienta negra

1 cucharadita de comino

1 cucharadita de orégano seco

¼ de cucharadita de chile en escamas (o más si lo deseas)

2 cucharaditas de harina

1 lata (de 5 onzas) de frijoles rojos lavados y escurridos

Cocina el pavo en una sartén grande a fuego medio-alto y revuélvelo constantemente para separar la carne. Descarta la grasa. Agrega los tomates, el agua, la cebolla, el chile en polvo, el ajo en polvo, la páprika, sal al gusto, la pimienta negra, el comino, el orégano y el pimiento rojo. Mezcla todo bien, cúbrelo y cocínalo de 20 a 22 minutos, revolviendo ocasionalmente.

Añade la harina y los frijoles y revuelve por un minuto. Cocina todo con la sartén descubierta de 10 a 12 minutos, revolviendo ocasionalmente.

Rinde 4 porciones de 1½ cada una

PESCADO EN PAPILLOTE CON VEGETALES

1 taza de hojas de espinacas frescas

1 chalote grande en rodajas delgadas

¼ de taza de champiñones en rodajas delgadas

2 rodajas delgadas de tomate

1 cucharadita de albahaca seca (o ¼ de taza de albahaca fresca)

1 filete delgado de pescado, de 5 a 6 onzas (algunas opciones acertadas son el flounder, el pargo y el lenguado)

Sal y pimienta a tu gusto

2 cucharadas de jerez (puedes reemplazar por vino blanco seco)

Precalienta el horno a 400 °F. Extiende una hoja de papel parafinado o de aluminio. Coloca las espinacas en el centro, agrega la mitad de los chalotes y champiñones, y termina con una rodaja de tomate encima. Rocía los vegetales con ½ cucharadita de albahaca seca (o con la mitad de las hojas de albahaca frescas). Pon el pescado encima y sazónalo con sal y pimienta. Vierte los champiñones y el chalote restante sobre el filete, decóralo con la rodaja restante de tomate, y sazónalo con la sal, pimienta y albahaca restantes. Vierte el jerez encima.

Toma los dos extremos del papel y dóblalo dándole varias vueltas para sellar el centro del paquete. Enrolla los extremos debajo del paquete para asegurarlo bien.

Colócalo en una fuente y hornéalo de 12 a 15 minutos, o hasta que el pescado se deshaga fácilmente al contacto con un tenedor. Desenrolla o corta el paquete con cuidado antes de servir.

Rinde una porción

CAMARONES CON LIMÓN Y AJO

8 onzas de camarones crudos

1 diente de ajo picado (1 cucharadita) o ¼ de cucharadita de ajo en polvo

1 cucharadita de albahaca seca (o 2 cucharadas de albahaca fresca picada)

1 limón (corte medio limón en rodajas delgadas y reserve la otra mitad para el
jugo)

1 cucharada de mostaza Dijon

Precalienta el horno a 350 °F. Mezcla los camarones, el ajo, la albahaca, el jugo de medio limón, la mostaza, y la sal y pimienta al gusto en un recipiente grande, asegurándote de que los camarones estén uniformemente cubiertos. Extiende una hoja de papel aluminio de 12 x 16 pulgadas. Pon las rodajas de limón en el centro y la mezcla de camarones encima. Envuélvelo bien y asegúrate de sellar la parte superior y los extremos del paquete. Vierte el paquete en una fuente y hornéalo por 20 minutos.

Rinde una porción

TORTAS DE SALMÓN, JENGIBRE Y LIMÓN

¼ de taza de avena tradicional o instantánea (que no sea en hojuelas)

¼ de taza de leche magra

2 cucharadas de cilantro fresco finamente picado

2 cucharaditas de jengibre fresco picado o rallado

2 cebollas verdes finamente picadas

1 clara de huevo

La cáscara y el jugo de un limón (la cáscara es opcional)

Pimienta negra al gusto

1 lata (de 14¾ de onzas) de salmón sin piel ni espinas escurrido

Precalienta el horno a 350 °F. Mezcla la avena y la leche en un recipiente mediano y déjalas reposar por 30 minutos. Agrega el cilantro, el jengibre, la cebolla verde, la clara de huevo, el jugo de limón y la cáscara, y la pimienta negra a la mezcla de leche y avena. Revuelve bien. Agrega el salmón y revuelve ligeramente. La mezcla debe estar ligeramente húmeda pero se secará con la cocción. Engrasa una olla grande con aceite en aerosol y calienta a fuego medio. Haz seis tortas y colócalas en la olla. (Cocina dos tandas de 3 tortas cada uno si no tienes una olla grande). Dales vuelta y cocínalas hasta que estén doradas por ambos lados y tengan una consistencia firme.

Rinde 3 porciones de 2 tortas cada una

"SLOPPY JOE" DE POLLO

1 libra de carne molida de pollo (90 % magra o más)

2 dientes de ajo picados (2 cucharadas)

1 cebolla pequeña picada

1 pimiento verde picado

1 zucchini mediano picado

1 tomate grande o 2 medianos picados

½ taza de salsa de chili

½ taza de jugo de tomate (preferiblemente bajo en sodio)

¼ de taza de vinagre de sidra

1 cucharada de chile en polvo

Sal y pimienta al gusto

Engrasa una sartén grande con aceite en aerosol y calienta a fuego medio. Agrega la carne molida y saltéala de 5 a 10 minutos hasta que esté completamente cocinada. Añade los ingredientes restantes y mezcla bien. Reduce el fuego y cocina con la sartén descubierta por 20 minutos.

Rinde 4 porciones de 1¼ de taza cada una

PECHUGA DE POLLO RELLENA CON NUECES Y GORGONZOLA

2 cucharadas de queso gorgonzola

½ chalote pequeño picado (1 cucharada aprox.)

1 cucharada rasa de nueces partidas

¼ de taza de espinacas cocinadas (frescas o congeladas), picadas y a temperatura ambiente

1 pechuga de pollo sin piel ni huesos (6 onzas)

Precalienta el horno a 350 °F. Vierte el queso, el chalote, las nueces y las espinacas en un recipiente. Sazónalos con sal y pimienta y mézclalos bien. Parte el pollo en sentido horizontal sin cortar el otro lado. Añade el relleno a la pechuga. Engrasa una sartén con aceite en aerosol y cocina a fuego medio alto. Sazona el pollo con sal y pimienta y séllalo hasta que esté dorado por un lado. Dalo vuelta y séllalo rápidamente del otro lado. Coloca el pollo en una fuente engrasada con aceite en aerosol. Hornéalo de 20 a 25 minutos para terminar la cocción del pollo.

Rinde una porción

TORTILLA DE VEGETALES

2 cucharadas de cebolla finamente picada (¼ de una cebolla pequeña o mediana)

1 taza de brócoli picado (fresco o descongelado)

½ pimiento rojo mediano, picado

3 claras de huevo grandes

1 huevo grande entero

2 tomates finamente picados

1 cebolla verde finamente picada

Sal y pimienta

Una onza de queso cheddar bajo en grasas, desmenuzado

Precalienta el horno 400 °F. Engrasa una cacerola de 8 a 10 pulgadas para hornear* con aceite en aerosol y calienta a fuego medio. Agrega la cebolla, el brócoli y el pimiento, y saltéalos de 5 a 7 minutos, hasta que estén tiernos. Bate las claras de huevo en un recipiente mediano, agrega los tomates picados y las cebollas, y sazona con sal y pimienta a tu gusto. Vierte la mezcla sobre los vegetales salteados. Hornéalos por 20 minutos, o hasta que la tortilla esté dorada, inflada, y firme en el centro. Agrega el queso rallado y hornéala de 3 a 5 minutos adicionales, hasta que el queso se derrita.

*Si no tienes una cacerola para hornear, transfiere los vegetales a un plato de 9 pulgadas o a una bandeja para hornear engrasada con aceite en aerosol. Vierte la mezcla de huevos, tomates y cebolla y hornéalos allí.

Rinde una porción

TACOS DE PAVO

Una libra de carne molida de pavo (90% magra o más)

1 sobre de salsa para taco (1¼ a 1½ onzas), suave o picante, más la cantidad de agua recomendada en el paquete

2 tazas de lechuga picada

1 tomate grande finamente picado

1 taza de queso cheddar bajo en grasas

6 moldes suaves o duros para taco

Salsa regular y/o picante (opcional)

Cocina el pavo a fuego medio-alto en una sartén grande hasta que esté dorado. Retira la grasa. Agrega el aderezo para tacos y el agua. Déjalo hervir. Reduce a fuego medio bajo y cocina de 5 a 6 minutos, revolviendo ocasionalmente.

Sirve la mezcla de pavo, la lechuga el tomate y el queso en las cubiertas para los tacos. Añade salsa regular y/o picante.

Rinde 6 tacos (2 por porción)

CHAMPIÑONES PORTOBELLO RELLENOS

1 champiñones grandes sin el tallo

½ taza de pimientos rojos asados finamente picados (escúrrelos bien si vienen empacados en aceite)

¼ de queso mozzarella bajo en grasas

⅛ de cucharadita de orégano seco

Precalienta el horno a 425 °F. Rocía los champiñones con aceite en aerosol y sazónalos con la sal y pimienta. Coloca los champiñones con las laminillas hacia arriba en una bandeja para hornear engrasada con aceite en aerosol. Hornéalos de 12 a 15 minutos hasta que estén bien dorados. Pon los pimientos asados en los champiñones, cubre cada uno con la mitad del queso desmenuzado y sazona con orégano. Hornéalos por otros 5 minutos, o hasta que el queso esté derretido.

(Nota: Una porción = 2 champiñones)

Rinde una porción

POLLO AGRIDULCE

1¼ libras de pechuga de pollo sin piel ni huesos cortada en cubos de 1 pulgada

1 cebolla roja grande, picada

2 pimientos verdes grandes, picados

2 pimientos rojos grandes, picados

½ lata de piña en trozos (de 20 onzas) en jugo de piña 100% natural, sin azúcar agregada

⅔ de taza de salsa barbacoa (cualquier marca que tenga menos de 40 calorías por 2 cucharadas)

2 cucharadas de vinagre de sidra

1½ cucharadas de fécula de maíz

2 cucharadas de salsa de soya baja en sodio

Precalienta el horno a 375 °F. Coloca el pollo, la cebolla, y los pimientos en una fuente para hornear de 13 x 9 x 2 pulgadas. Escurre el jugo de la piña y resérvalo. Agrega la mitad de la piña al pollo.

Mezcla el jugo de piña, la salsa barbacoa y el vinagre en una olla mediana. Calienta a fuego medio revolviendo ocasionalmente. Mezcla bien la fécula de maíz y la salsa de soya en un recipiente pequeño hasta que la fécula se disuelva por completo. Vierte la mezcla en la olla, déjala hervir y revuélvela cada tres minutos aproximadamente, hasta que esté espesa. Sirve la salsa sobre el pollo. Cubre la fuente con papel aluminio y hornéala de 30 a 40 minutos, o hasta que el pollo pierda el color rosado.

Rinde 4 porciones de 2 tazas por cada una

MARY ROSNER

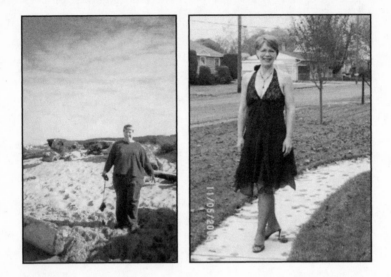

LIBRAS PERDIDAS: ¡177!

EDAD: 54

ESTATURA: 5'9"

ANTES: 345 libras, talla 28+

DESPUÉS: 168 libras, talla 8/10

◆

LOGROS DE DELGADA: Absolutamente todo. Me tenían que animar para hacer las cosas, pero cuando logras una cosa, quieres lograr otras porque te emociona. Tener éxito es todo un placer.

DESAFÍOS DE DELGADA: Realmente ninguno: Me encanta mi nueva vida.

PALABRAS SABIAS: La vida continúa cuando alcanzas tu peso deseado. Pero no puedes hacer lo que hacías anteriormente. No se trata de una carta blanca para hacer lo que quieras, sino de un regalo. Nadie te lo puede quitar, pero depende de ti renunciar a él y recuperar el peso perdido.

¿QUÉ FUE LO QUE MÁS TE SORPRENDIÓ AL PERDER PESO?

Vi muchos cambios en mi cuerpo a medida que cumplía metas en mi pérdida de peso. Recuerdo con claridad la primera vez que pude amarrarme los cordones de los zapatos sin hacer un esfuerzo. Anteriormente tenía que agacharme, tomarme la bota del pantalón (porque no podía llegar hasta el tobillo), y así subir la pierna para poder alcanzar los cordones. Me sorprendió la primera vez que pude subir la pierna sin tenerme que ayudar con las manos.

¿QUÉ PAPEL JUEGA EL EJERCICIO EN TU VIDA ACTUAL?

Algunos de mis amigos creen que estoy un poco obsesionada con el ejercicio, pero realmente me divierto mucho. Tengo dos amigas que también han perdido mucho peso. Montamos juntas en bicicleta, escalamos y hacemos cosas que jamás imaginamos que podríamos hacer. Anteriormente me preguntaba por qué a algunas personas les gustaba hacer ejercicio, pero ahora no puedo imaginar mi vida sin realizar una actividad física.

¿QUÉ OTRO ASPECTO DE TU VIDA HA CAMBIADO?

Se me ha abierto un nuevo mundo. Nunca antes había hecho las cosas que hago actualmente, y siempre estoy trazándome nuevas metas. Estoy pensando en montar en *parasail*. Siempre quise montar en globo, pero cuando estaba gorda pensé que sería imposible.

¿CUÁL FUE TU RECOMPENSA POR HABER PERDIDO PESO?

Mi hija y yo fuimos a un spa cuando alcanzamos el peso deseado. Masajes, manicura, pedicura, baños con barro y faciales fueron algunas cosas de las que disfrutamos. Cuidar de ti es la mejor recompensa.

LECCIONES APRENDIDAS DE *LA DIETA DE TU VIDA*

RECOMPÉNSATE COMO DEBE SER. *La comida ya no es una recompensa; no es lo que te define ni lo que tú eres. ¿Qué deseas entonces? ¿Cómo te recompensarás? Muchas personas disfrutaron de un spa. Otra manera de recompensarte puede ser asistiendo a un espectáculo de* Broadway, *comprar un nuevo computador o* iPod, *tomar unas vacaciones en el Caribe, comprar una bicicleta o cualquier cosa que te haga sentir real y completamente recompensado.*

Cuarto paso: *Revela*

4

¿Hay algo más delicioso que el dulce sabor del éxito? Haber llegado al Cuarto paso significa que has logrado algo que muy pocas personas pueden hacer por sus propios medios: has alcanzado tu peso deseado. Sé que no puedes escucharme, pero me alegro por ti: ¡Felicitaciones!

Este es un logro monumental que te cambiará la vida. Ahora puedes *mostrarle* al mundo ese cuerpo que anteriormente ocultabas debajo de ropas anchas y de capas de grasa. Mejor aun, puedes deleitarte con tu buena salud, energía y optimismo hacia el futuro, y disfrutar de tu nuevo estilo de vida. En eso consiste *La dieta de tu vida*: en hacer que realmente te **Veas Increíble y Destiles Alegría**.

Sin embargo, una vez que alcances tu peso deseado, no puedes regresar a tus antiguos hábitos y ganar así todas las libras que perdiste con tanto esfuerzo. El Cuarto paso consiste en ayudarte a encontrar un nivel de mantenimiento, y un plan con el que puedas vivir cómoda y felizmente por el resto de tu vida.

Comer para mantener el peso perdido

Hasta ahora, *La dieta de tu vida* ha sido una guía firme que contiene listas de alimentos, reglas, programas de comidas y recetas. Estoy segura de que has aprendido muchas cosas sobre alimentos saludables y control de porciones, simplemente porque los has incorporado en tu vida durante tu proceso de pérdida de peso. Creo que estas lecciones permanecerán en tu interior por el resto de tu vida, así decidas ignorarlas.

La palabra clave es *elección*. Mantener el peso perdido consiste en entender el poder de elegir. Nunca he visto a una galleta que salga de la caja y se introduzca en la boca de una persona. Asimismo, nos servimos otra porción de alimentos no porque haya aparecido por arte de magia en el plato sino porque así lo decidimos. Sabes muy bien lo que te costó perder peso, y creo que ya sabes lo que se requiere para no volver a recuperarlo. Lograr este nivel de mantenimiento es muy difícil porque ya no tienes que pensar en perder peso; tampoco estás a dieta. Pero tu compromiso para mantener el peso perdido y la buena salud tiene que ser tan fuerte como el compromiso que tuviste para perder peso. De hecho, debe ser un compromiso incluso mayor. El aspecto divertido de perder peso es ver cómo cambia tu cuerpo cuando te miras al espejo, poder comprar ropa de tallas más pequeñas y escuchar que las personas te dicen que tienes un aspecto maravilloso. Sin embargo, esa parte quedará atrás cuando pases a esta próxima etapa de tu vida. De ahora en adelante tienes que hacer buenas elecciones sin esperar una recompensa inmediata. *¿Podrás hacerlo?*

Por supuesto que sí. Tus recompensas van más allá de comprar ropa y de recibir elogios por tu aspecto. La clave está en encontrar la forma de llevar una dieta saludable aunque ya no necesites hacer una "dieta". Seguro que podrás hacerlo.

Reglas del Cuarto paso

Las reglas del Cuarto paso se rigen por los mismos parámetros que las del tercero. Sin embargo, tendrás una mayor flexibilidad para elegir tus EXTRAS VIDA.

Reglas para alimentos del Cuarto paso: **No hay "prohibidos".**

✓ 1. **PÉSATE** al menos una vez por semana durante el Cuarto paso.

✓ 2. **REGRESA** de inmediato al Primer paso si ves que has aumentado cinco libras.

✓ 3. **CUENTA** todo el azúcar consumido como parte de tus EXTRAS VIDA (1 cucharadita rasa de azúcar equivale a 16 calorías; y una de miel equivale a

20 calorías. Recuerda que cada cucharada contiene tres cucharaditas. Eso te da una idea de la rapidez con la que pueden acumularse las calorías).

✓ **4. CUENTA** el alcohol como un EXTRA VIDA.

✓ **5. EVITA** los alimentos provocadores si sabes que te harán atracarte de comida.

✓ **6. UTILIZA** la sal con mucha moderación.

✓ **7. COME** a horas fijas y toma agua en abundancia durante el día.

✓ **8. PIENSA** en todo lo que comes y sé consciente de tus elecciones.

✓ **9. DISFRUTA** de la Lista ilimitada de alimentos del Tercer paso (están en la página 41). Puedes consumir la cantidad que desees a cualquier hora del día, especialmente si sientes hambre entre las comidas y el refrigerio.

✓ **10. SIÉNTETE** libre de intercambiar comidas o ingredientes de todos los pasos que pertenezcan a la misma categoría.

✓ **11. SIÉNTETE** libre de repetir un plato o receta favorita de cualquier paso tantas veces como quieras durante la semana.

✓ **12. DISFRUTA** de las comidas que aparecen en las Opciones de restaurantes para el Tercer paso cuando comas afuera (página 208).

✓ **13. SIÉNTETE** libre de reemplazar las entradas de los almuerzos o cenas siempre y cuando tengan un máximo de 350 calorías.

✓ **14. INTENTA** preparar versiones saludables de tus recetas favoritas que no estén incluidas en este libro.

✓ **15. SIÉNTETE** libre de consumir hasta dos productos diarios con edulcorantes artificiales (en caso de que quieras hacerlo).

✓ **16. SIGUE** las pautas de ejercicios del Cuarto paso.

✓ **17. SIÉNTETE** libre de disfrutar diariamente de un EXTRA VIDA de 150 calorías.

MANDY TIDWELL

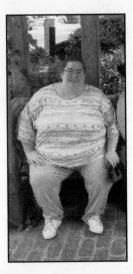

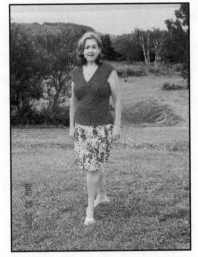

LIBRAS PERDIDAS: ¡232!

EDAD: 36

ESTATURA: 5'4"

ANTES: 397 libras, talla 34+

DESPUÉS: 165 libras, talla 12

LOGROS DE DELGADA: Hice un viaje de tres días a las montañas *Smokey*. Cuando estaba escalando una montaña de 3.500 pies de altura con un morral de 30 libras a mis espaldas, comprendí que tres años atrás no habría podido siquiera bajar del auto y cruzar el estacionamiento.

DESAFÍOS DE DELGADA: Sé cómo ganar peso y cómo perderlo, pero tengo que encontrar la forma de mantener el peso perdido, pues el último año subí y bajé de cinco a 10 libras.

PALABRAS SABIAS: Tienes que trazarte metas y monitorear tu progreso. Debes trazarte metas inmediatas y a corto plazo. Monitorear tu progreso te permitirá alcanzar tus metas a corto plazo. Me gusta hacer gráficas y tablas en el computador porque la información visual me ayuda mucho.

¿POR QUÉ DECIDISTE PERDER PESO?

Había decidido hacerme una cirugía para perder peso, pero antes tenía que perder 25 libras para ser elegible. Parecía una meta lo suficientemente simple como para alcanzarla, mientras que perder 200 libras parecía algo casi imposible. Cuando logré esa meta pequeña, me dije: "Bien; perdiste 25 libras: Veamos hasta donde llegas". El resultado fue que nunca tuve que someterme a esa cirugía.

¿CÓMO HICISTE PARA MANTENER TU MOTIVACIÓN PARA PERDER MÁS DE 200 LIBRAS?

Celebraba mis aniversarios y mis "metas". Cada vez que perdía 10, 20 o 50 libras, encontraba la forma de recompensarme o de festejar mis logros. Algunas veces simplemente llamaba a mi mamá o me compraba un libro.

¿HICISTE EJERCICIO?

En realidad, tuve una membresía por tres años para un gimnasio antes de poner un pie adentro. La primera vez que fui, caminé cinco minutos en la banda caminadora, a una velocidad de 2 millas por hora. Aumenté la velocidad paulatinamente y el tiempo que caminaba. Actualmente estoy trotando, ¡y eso que juré que nunca lo haría hasta ver a alguien que lo disfrutara!

¿CUÁLES SON TUS PLANES PARA EL FUTURO?

En Escocia hay un camino llamado *West Highland Way*. Tiene 100 millas y va de Glasgow a Fort William. Quiero hacer ese trayecto.

LECCIONES APRENDIDAS DE *LA DIETA DE TU VIDA*

TRÁZATE LAS METAS NECESARIAS. *Todas las personas somos diferentes, así que elige las metas a corto y largo plazo que tengan sentido para ti. ¿Cuáles son? Celébralas. Asegúrate de llevar un registro de tu pérdida de peso en un diario o en una gráfica del computador, y mírala con frecuencia. No hay nada que sea más motivador y que dé más ánimos que ver el gran progreso que has realizado.*

Ahorra tus Extras VIDA

El desafío del Cuarto paso consiste en saber cómo responde tu cuerpo a los hábitos alimenticios de la vida real, y a encontrar la forma de pasar de una meta específica con una recompensa inmediata (las libras perdidas y las tallas más pequeñas de ropa), a una vida cotidiana menos orientada a las metas, donde las recompensas ya no tienen tanta importancia.

Habrá semanas en las que todo irá de maravilla y sentirás que nunca más tendrás que preocuparte por la comida, y otras semanas en las que las cosas serán más difíciles. Sin embargo, así es la vida, y poco a poco encontrarás el camino. Una de las maneras más efectivas de tener éxito en tu dieta es saber cómo "gastar" tu presupuesto de calorías. La parte más flexible de tu presupuesto es tu EXTRA VIDA de 150 calorías diario.

En el Cuarto paso, podrás ahorrar estos EXTRA VIDA de 150 calorías por dos días o más. Piensa en estas posibilidades:

- ✦ Si eres una persona metódica y te sientes bien cuando logras controlar tu peso y lo que comes, probablemente querrás seguir recurriendo a la estrategia que aprendiste en el Tercer paso: a consumir tu EXTRA VIDA diariamente y a comer con moderación el resto del tiempo.
- ✦ Si sueñas con cenar en tu restaurante favorito, puedes dejar de comer tus EXTRAS VIDAS durante una semana para poder ir al restaurante. Si tu debilidad no es el pan, no lo comas y disfruta una entrada que realmente te guste. Si el pan te parece irresistible, puedes comerlo, pero deberías dejar a un lado los almidones del plato principal.
- ✦ Si tu debilidad son los dulces y comer diariamente golosinas que tengan un total de 150 calorías no satisfacen tus ansias, omite el EXTRA VIDA diario y come uno o dos postres más grandes a la semana.
- ✦ Si te han invitado a una fiesta, no te recomiendo que tomes más de una bebida o dos. Sin embargo, sé que a veces sentimos deseos de beber más. En ese caso, deja de comer tus EXTRAS durante algunos días para ahorrar esas calorías.

No puedo darte una fórmula precisa para mantener tu peso actual, pues todos los organismos son diferentes. Algunas personas pueden excederse más que otras. Si quieres disfrutar de una planeación flexible y de incurrir en ciertos riesgos en materia de comida, te daré los siguientes consejos:

Ten cuidado con los tamaños de las porciones en los restaurantes: Las porciones son gigantescas en la mayoría de los restaurantes, especialmente las de los postres. En lugar de abstenerte de comer, encuentra una forma de comer porciones adecuadas. Por ejemplo, muchos restaurantes te ofrecerán la posibilidad de pedir solo media porción de platos a base de pastas o arroz. De lo contrario, pide que te sirvan solo media porción de un plato y que te empaquen el resto en una bolsa para llevar: así evitarás la tentación de comer más. Si tener una bolsa con comida en tus manos te parece algo irresistible, simplemente come una porción decente y deja el resto. Es mejor pagar por algo que no te comiste que por grasas corporales que no querías.

Es más fácil ahorrar que pagar. Limita el número de veces que comes algo fuera de tu dieta y prometes que no comerás EXTRAS durante algunos días para compensar por ello. Esto es algo que nunca funciona. Siempre aparecerá una nueva tentación, y muy pronto, eso se traducirá a libras de más.

Darse un gusto no significa atracarse de comida. Comer de manera descontrolada no es nada saludable. Así dejes de consumir calorías para compensar, atracarse de comida significa que has perdido el control y que estás sujeto a las ansiedades y al apetito que te hicieron tener sobrepeso. Debes planear todas tus comidas, y hasta esas indulgencias en las que vas a incurrir de vez en cuando. Has llegado muy lejos como para renunciar a lo que lograste con tanto esfuerzo.

No te preocupes si ganas un poco de peso. *La dieta de tu vida* es tu hogar, y siempre tendrás una puerta abierta. Es una estrategia a la que siempre puedes recurrir si vuelves a subir de peso… o si simplemente quieres repasar de nuevo estos hábitos alimenticios saludables. Se trata de tu vida y de *La dieta de tu vida*.

Disfruta de tu éxito

¿Qué sigue a continuación?

Comer de manera saludable es un hábito para el resto de tu vida, pero eso no significa que tenga que ser algo aburrido, insípido o regimentado. Puedes descubrir nuevas formas de disfrutar la comida sin recurrir a los hábitos poco saludables que tenías anteriormente. Los menús y las recetas de este libro te darán una base de comidas deliciosas para toda la vida. Saca un tiempo para descubrir de nuevo tus sabores preferidos y para revivir tu pasión por la cocina, creando tus propias recetas saludables. Descubre de nuevo lo que significa confiar en tus instintos alimenticios y en tu capacidad para seguir tu camino por tus propios medios, sin sucumbir a las ansias de alimentos.

Adicionalmente, tendrás la oportunidad de redefinir tus recompensas: no tienen que consistir exclusivamente en comida. Los miembros del Joy's Fit Club aseguran haber encontrado una gran dosis de emoción en nuevas actividades. Toy Klemenstson ha encontrado su pasión en correr maratones: ya ha corrido ocho y piensa participar en una que atraviesa los 50 estados de la nación. Melissa Letts se ha dedicado al estudio de la nutrición y quiere trabajar algún día con adolescentes con sobrepeso. El Dr. Howard Dinowitz siente grandes dosis de energía que le permiten dedicar más tiempo a hacer lo que más le gusta: a estar con sus familiares, amigos y pacientes. Otras personas han descubierto el valor para estudiar de nuevo, cambiar de empleo o de profesión, para escribir un libro, montar en *kayak*, escalar montañas, viajar a Europa, recorrer el país y nadar con sus hijos, todo esto sin temor al fracaso ni sentir vergüenza.

Ha llegado el momento de redescubrir tu pasión. Comienza por las cosas que te hicieron emprender este viaje: tu familia, tu trabajo, tus habilidades, tu religión, tus amigos. Tienes un potencial ilimitado. Con *La dieta de tu vida*, has logrado algo que la mayoría de las personas solo pueden soñar: has oprimido el botón para reprogramar tu vida.

Hiciste eso, ¡así que puedes hacer cualquier cosa!

LYNN HARALDSON-BERING

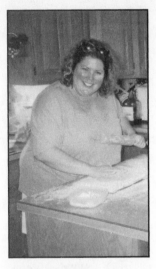

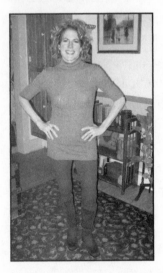

LIBRAS PERDIDAS: ¡168!

EDAD: 44

ESTATURA: 5'5"

ANTES: 296 libras, talla 30/32

DESPUÉS: 128 libras, talla 4/6

LOGROS DE DELGADA: Monté una canoa por primera vez en 15 años. Antes sentía miedo de caer al agua. También he estado montando en bicicleta, y me encanta la nueva que compré para hacerlo.

DESAFÍOS DE DELGADA: El cambio emocional al reconocer que he logrado mi peso deseado. Todavía estoy tratando de entender que ya no necesito perder más peso. Me peso constantemente, y me da susto si aumento una libra.

PALABRAS SABIAS: Perder peso no es simplemente un asunto de dieta, sino de mente, cuerpo y espíritu. Me pregunté: ¿Me quiero lo suficiente como para permanecer delgada? ¿Me importa el futuro? Tuve que esforzarme un poco para hacer de mí la mayor prioridad y decir: sí; yo valgo la pena.

¿CUÁL FUE LA CLAVE DE TU ÉXITO?

El cambio en mi mentalidad. Si quería estar delgada, tenía que comportarme como si lo fuera. Una vez comprendí esto, es decir, que iba a comer de un modo saludable por el resto de mi vida, fue algo tan simple como sumar dos más dos. Me dije: no quiero seguir sufriendo. Tengo que elegir una de dos: ser gorda o delgada. Elegí ser delgada y dejé de andarme con rodeos.

ALGUNOS DESAFÍOS ESPECIALES EN MATERIA DE SALUD...

Tengo artritis degenerativa en la mayoría de las articulaciones. Necesito que me reconstruyan las dos rodillas. Mi cirujano me dice que haber perdido peso y ganar masa muscular ha prolongado en varios años la vida de mis rodillas. Montar en bicicleta me ha servido mucho, aunque todavía no subo montañas. Recorro varias millas por unas rutas maravillosamente planas y seguras. (Si quieres encontrar este tipo de rutas, visita la página web www.railstotrails.org).

ALEGRÍAS INESPERADAS DESPUÉS DE LA PÉRDIDA DE PESO

Lo que más me gusta de comprar ropa nueva es la ropa interior: Siempre utilizaba pantaletas de abuela, pero me encanta comprar los diseños modernos de ahora.

¡SI QUIERES ESTAR DELGADO, PIENSA COMO UNA PERSONA DELGADA! *Olvídate de servirte más comida, camina en vez de conducir, y sube las escaleras en lugar de utilizar el ascensor. Aprende también a consentirte con recompensas diferentes a los alimentos, como por ejemplo, un delicioso masaje, un manicura y pedicura, un maravilloso corte de cabello, ir al cine con los amigos... y comprar ropa nueva. Las mujeres deberían seguir el ejemplo de Lynn y comprar ropa interior sexy. Los hombres pueden comprar ropa que los hagan sentirse especiales: un traje hecho a la medida, pantalones cortos o unos bóxers nuevos.*

Recreación:
El programa de ejercicios de tu VIDA

5

Intentaré adivinar algo: este es el capítulo que más temías, ¿verdad? Te entiendo, y por eso he creado un programa simple y efectivo que cualquier persona puede hacer. No te preocupes: Esto será todo un paseo.

Sabes muy bien que necesitas hacer ejercicio, pero probablemente no lo haces. Solo el 25 por ciento de los norteamericanos realizan una actividad física regular. Comparemos esa cifra con la estadística del Registro nacional para el control de peso, establecido para investigar las características más comunes entre las personas que lograron conservar su pérdida de peso durante un tiempo considerable: casi todas las personas del registro (el 94 por ciento), dijeron haber aumentado su actividad física para controlar su peso. Además, el 98% de los participantes en el registro modificaron sus dietas. Esto nos dice lo mismo que los expertos en salud han sabido desde hace mucho tiempo: que el ejercicio es una parte importante en la pérdida y en el mantenimiento del peso, y que es un complemento lógico de elecciones alimentarias acertadas.

¿Qué recibiré a cambio?

El ejercicio produce beneficios físicos y emocionales. Aunque se han escrito una gran cantidad de libros sobre los efectos de la actividad física, éstos son algunos de los más destacados.

A nivel físico, el ejercicio...

✦ *Mejora el flujo sanguíneo.* Cuando caminas, corres, nadas, montas en bicicleta o haces cualquier otro tipo de ejercicio, cada centímetro de tu cuerpo recibe beneficios, desde tu cerebro hasta los dedos de tus pies. El ejercicio fortalece el corazón para que pueda bombear sangre de manera más eficiente y eficaz. Ayuda a mejorar el flujo sanguíneo, garantizando que cada célula del cuerpo reciba el oxígeno y los nutrientes necesarios para un rendimiento óptimo. El ejercicio hace que las células sean más saludables, lo que significa que tu salud será mejor. Es una experiencia de todo el cuerpo, y no simplemente una rutina de ejercicios para tus piernas o brazos.

✦ *Aumenta la quema de calorías.* Las calorías son unidades de energía que llegan a nuestro cuerpo (a través de los alimentos), y son utilizadas para que nuestros cuerpos sigan funcionando. Si consumimos más calorías de las que nuestros cuerpos necesitan, esa energía se almacenará en forma de grasas corporales. Si utilizamos más calorías de las que consumimos, nuestros cuerpos recurrirán a las energías almacenadas. Obviamente, el ejercicio requiere más energía que el acto de estar sentados. Cuando adquieres buenos hábitos alimenticios y haces ejercicio, quemarás más grasas y perderás peso.

✦ *Aumenta la quema de calorías después de los ejercicios.* Los músculos utilizan más energía que grasa corporal, y el hecho de fortalecer tus músculos significa que utilizarás más calorías antes, durante y después del ejercicio. En términos nutricionales, es como activar tu termostato metabólico: Quemarás más calorías durante el día.

✦ *Previene la aparición de enfermedades crónicas.* El ejercicio te ayuda a controlar las enfermedades cardiacas luego de fortalecer tu sistema cardiovascular, de reducir los niveles de colesterol y triglicéridos, y de mejorar tu presión sanguínea. También ayuda a controlar los niveles de insulina en las personas que tienen diabetes tipo 2, normaliza los procesos de evacuación intestinal y contribuye al fortalecimiento de los huesos. El ejercicio también mitiga el dolor de la artritis. A los pacientes que han sobrevivido al cáncer se les recomienda hacer ejercicio para fortalecer su sistema inmunológico.

✦ *Tonifica los músculos.* Los músculos son más compactos que las grasas y ocupa menos espacio. Cuando haces ejercicio, los músculos no "crecen", como suponen erróneamente muchas personas, sino que se hacen más firmes y duros. Piensa en qué lugares de tu cuerpo están los músculos más grandes: en los muslos, las caderas, el estómago, la espalda y el pecho. ¿Te gustaría que fueran más firmes y duros? Si es así, el ejercicio es la única forma de lograrlo.

En resumen, los beneficios del ejercicio cardiovascular diario y de bajo impacto, son:

✦ Mejora el funcionamiento del sistema cardiovascular
✦ Aumenta el colesterol bueno (HDL)
✦ Mejora el flujo sanguíneo
✦ Disminuye el riesgo de enfermedades cardiovasculares
✦ Ayuda a quemar grasas y calorías
✦ Ayuda a mejorar el metabolismo
✦ Aumenta los niveles de energía
✦ Fortalece los huesos, músculos, ligamentos, tendones y cartílagos
✦ Combate enfermedades crónicas como diabetes tipo 2, osteoporosis, y ciertos tipos de cáncer

¿No te parece sorprendente todo esto?

A nivel emocional, el ejercicio...

✦ *Te hace más feliz.* El ejercicio hace que tu cuerpo produzca y libere químicos cerebrales que pueden mejorar tu temperamento y hacerte sentir más calmado y menos estresado.

✦ *Te da más seguridad.* Los mismos químicos cerebrales que te hacen sentir más feliz, también combaten la depresión y la ansiedad, reduciendo así las preocupaciones. Y cuando tengas un cuerpo más tonificado, naturalmente te sentirás más seguro de ti mismo. En términos generales, el ejercicio es el mayor estímulo para nuestro ego. Además, una cosa lleva a la otra: si te sientes mejor contigo mismo, querrás cuidarte más, comer bien y hacer ejercicio para tener una buena salud.

✦ *Mejora la memoria.* Las células cerebrales necesitan más oxígeno y nutrientes que otras células del cuerpo para funcionar adecuadamente. Si tu cerebro funciona con lentitud, probablemente tendrás lapsos en tu memoria. El ejercicio no te dará una memoria fotográfica, pero sí la mejorará.

✦ *Mejora tus relaciones.* Una amiga me dijo que ella y su esposo caminan dos millas todas las noches. Todo comenzó haciendo ejercicio juntos, pero se ha convertido en una experiencia enriquecedora: cada día tienen más de media hora para conversar. A veces hablan de temas importantes, pero muchas veces expresan simplemente sus sentimientos y comentan sobre la vida diaria. Mi amiga dice que caminar y conversar con su esposo los ha acercado más, y que ha contribuido en buena parte a que lleven veinticinco años juntos. Pídele a tu pareja o a alguien que quieras conocer más que camine contigo.

SISSY LUSK

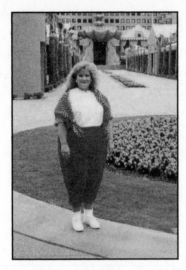 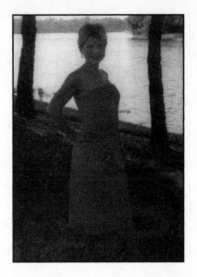

LIBRAS PERDIDAS: ¡215!

EDAD: 43

ESTATURA: 5'2"

ANTES: 345 libras. Talla: "La más grande que pudiera encontrar"

DESPUÉS: 130 libras, talla 4/6

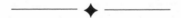

LOGROS DE DELGADA: Obviamente, mi mayor logro es haber mantenido mi peso. Pero también me siento muy orgullosa de haber montado 30 millas en bicicleta con mi esposo.

DESAFÍOS DE DELGADA: Mi mayor desafío es hacer ejercicio constantemente. Anteriormente hacía ejercicio cinco días a la semana y descansaba los fines de semana. Me costaba mucho comenzar de nuevo el lunes, así que me pareció más fácil hacer ejercicio los siete días de la semana.

PALABRAS SABIAS: ¡Cada libra que pierdes es todo un éxito! Lograr tu peso deseado es maravilloso, pero creo que cada pequeño paso que das para llegar a él es una razón para sentirte orgullosa.

¿QUÉ TE MOTIVÓ A PERDER PESO?

Fui a una estación de gasolina que estaba llena de trabajadores de la construcción. Cuando fui a pagar, un niño me preguntó por qué era tan gorda. Traté de ignorarlo pero su mamá le dijo que me pidiera disculpas. El niño me dijo de mala gana: "Siento haberte dicho que eras gorda". Cuando regresé a mi auto, me senté a llorar. Esa misma noche comencé a hacer dieta. La madre y su hijo no lo saben, pero les agradezco por haberme salvado la vida. Fue algo doloroso, pero fue mi llamado de alerta.

¿POR QUÉ CREES QUE TUVISTE ÉXITO ESTA VEZ?

No dejé que me importara nada, ni me dejé abrumar. Decidí intentarlo tanto tiempo como fuera posible.

¿CREES QUE EL EJERCICIO TUVO ALGO QUE VER?

Definitivamente. En un comienzo me asustaba ir al gimnasio. Entré a uno, y miré por la ventana para ver qué tipo de personas había allí. La mayoría eran como yo. Inicialmente me dijeron que no tomara la membresía por un año, pues creyeron que no duraría todo ese tiempo. Eso se me quedó grabado en la mente. Durante todo ese año me repetí: "No te atrevas a salirte porque les darás la razón".

¿QUÉ RECOMIENDAS PARA TENER ÉXITO?

Haz una lista de otras cosas que hayas logrado con esfuerzo: graduarte de la universidad o pagar una deuda alta en tu tarjeta de crédito. Si tuviste la fortaleza para tener éxito en eso, deposita esa energía para perder peso. Concéntrate en tus logros y no en tus fracasos.

LECCIONES APRENDIDAS DE *LA DIETA DE TU VIDA*

PERDER PESO NO ES UNA CARRERA. *El tiempo pasa; dentro de dos años, ¿quisieras ser la persona que eres actualmente o quisieras ser más delgada?*

Sí, pero...

Antes de referirme a la esencia del programa, me parece importante reconocer que algunas personas odian el ejercicio. Sin embargo, creo que eso se debe a que simplemente no han encontrado la actividad adecuada o que no les han mostrado como es debido el concepto del ejercicio como recreación. ¿No les parece que es una palabra maravillosa? La palabra *recreación* tiene dos significados: El primero es hacer algo por diversión y el segundo es el acto de volver a crear o a hacer algo. El ejercicio realmente nos ofrece la posibilidad de rehacer o de reconfigurar nuestro cuerpo. ¿Por qué entonces hay tantas personas que se abstienen de realizar actividades que pueden romper un sudor?

Si se trata de luchar o de huir, la mayoría de las personas escogerán huir

Piensa en una época en la que podías moverte con facilidad. ¿Qué se te viene a la cabeza? La mayoría de las personas citan un recuerdo de su infancia: cuando corrían por una zona verde o por un parque de juegos, cuando bailaban como estrellas de rock en sus habitaciones, cuando jugaban al fútbol, saltaban la cuerda, y corrían y brincaban sin el menor esfuerzo. La actividad y el movimiento eran algo divertido. Pero luego entramos a la clase de gimnasia, donde nos clasificaron, calificaron y compararon. Aunque algunas personas prosperan en ese tipo de ambiente, hay otras que fracasan, y lo que antes era divertido se vuelve algo que causa tensión. Y como todos los seres vivos evitan por naturaleza las cosas que producen estrés (el famoso instinto de *luchar* o de *huir*), realmente no es sorprendente que muchas personas corramos despavoridas al escuchar la palabra "ejercicio". Sin embargo, puedes hacer algunas cosas para ser más receptivo a la actividad física:

✦ *Elige "luchar" en vez de huir.* Puedes trazarte metas y tratar de superarlas. Por ejemplo, realizar una competencia amigable con un compañero de ejercicios o no dejar derrotarte por algo sin importancia. Sissy Lusk, quien es miembro de mi club de ejercicio, se esforzó cuando el personal del gimnasio trató de venderle una membresía mensual, que era más costosa que una anual. Ella asumió el reto, compró la membresía por un año, y cuando sintió deseos de renunciar, se recordó a sí misma que no iba a permitir que ellos tuvieran la razón.

✦ *Convierte al ejercicio en el mejor de los dos males.* Para varios miembros de mi club, el ejercicio solo se convirtió en una parte frecuente de sus vidas después de recibir una seria amenaza a su salud, y caminar les pareció mucho menos estresante que el riesgo de sufrir un paro cardiaco. Otras personas sopesaron el estrés del ejercicio contra el estrés de no ser capaces de jugar con sus nietos. Si se sitúa en el contexto adecuado, el ejercicio no es así de malo. Si encuentras algo que te motive, aférrate a eso.

✦ *Haz que el ejercicio sea menos estresante.* Puedes eliminar la parte estresante añadiendo elementos positivos que harán que el ejercicio sea más agradable. Por ejemplo, puedes comenzar a hacer ejercicio con un ser querido. Si te gusta ir de compras, puedes caminar por un centro comercial. Muchos de mis clientes me dicen que practicar ejercicio con frecuencia con otra persona o con un grupo hace que todos se mantengan motivados. En esta época en la que tenemos dificultades para mantener el contacto con nuestras amistades, caminar o hacer ejercicio con otra persona puede ser un verdadero regalo.

Una de las mejores ideas que he escuchado recientemente es sacar los clubes o grupos de charla o discusión fuera de los recintos cerrados. Por ejemplo, los clubes literarios tienen fama de ser la disculpa perfecta para tomar vino y comer galletas mientras se está sentado en el sofá. Creo que es mejor ponerse unas zapatillas de correr y olvidarse de la comida, el alcohol y de esas libras de más. Una mujer me dijo que ella y su esposo habían fundado un club literario. Lo novedoso es que escuchan audio-libros y solo los oyen mientras hacen ejercicio. Les gusta ejercitarse porque les permite adentrarse en los libros y escuchar los finales. Me parece que esta idea ofrece posibilidades ilimitadas. Imaginen si los adolescentes solo hablaran por teléfono mientras caminaran en la banda caminadora, o si los niños solo escucharan música mientras organizaran sus cuartos: sería fabuloso.

✦ *Deja de llamarlo "ejercicio".* Esta palabra tiene tantas connotaciones negativas para algunas personas que no pueden pasarla por alto. Intenta darle un nuevo significado a la palabra "ejercicio". En vez de decir que vas a hacer *ejercicio,* di que vas a pasar un *tiempo privado,* a *divertirte* o a *energizarte.* Utiliza cualquier término que te funcione para que tu mente se solidarice con tus nuevas actividades.

✦ *Ingresa a un club o busca compañía.* Te será mucho más fácil seguir un programa si sabes que hay cientos o miles de personas que tienen los mismos retos que tú. Piensa en la posibilidad de vincularte al programa en línea en www.JoyBauer.com, donde podrás entablar amistades de verdad con personas reales en un sitio virtual. ¡Eso ayuda mucho!

Ni un minuto que perder

La excusa que más escucho para no hacer ejercicio es la falta de tiempo. Cuando tu agenda está llena desde el momento en que te levantas hasta que te acuestas, hacer ejercicio puede parecerte imposible. Realmente, la "falta de tiempo" es otra manera de decir "no quiero hacer ejercicio". Tal parece que todos podemos encontrar tiempo para hacer las cosas que queremos hacer durante el día: ir de compras, ver televisión o videos en la red, navegar en la Internet, jugar videojuegos o realizar cualquier otra actividad. Si realmente quisieras hacer ejercicio, encontrarías el tiempo para hacerlo. Muchas de las personas más ocupadas que conozco se las arreglan para realizar actividades físicas diariamente. Es posible que necesites reacomodar tu horario un poco, pero el tiempo está ahí.

Supongamos que tu presupuesto está bastante ajustado y no te sobra un solo centavo. Pero si tu hijo necesita frenillos, sacarás el dinero de donde sea. ¿Qué tal si alguien te ofrece un viaje de dos semanas a Hawai con todos los gastos pagos a excepción de las comidas? ¿Encontrarías una manera de hacer el viaje? Seguro que sí. El dinero puede escasear, pero siempre hay maneras de recortar el presupuesto en determinadas áreas para poder pagar las cosas que necesitamos de verdad o que queremos a toda costa. Lo mismo se aplica al tiempo. Piensa en el ejercicio como uno de esos "gastos" necesarios.

TAMMY STEPHENSON

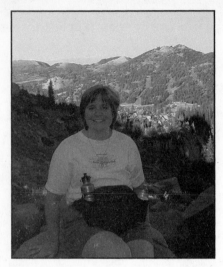 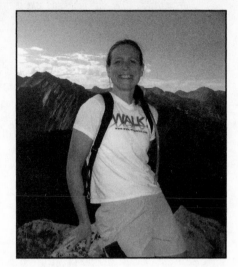

LIBRAS PERDIDAS: ¡105!

EDAD: 37

ESTATURA: 5'8"

ANTES: 250 libras, talla 24

DESPUÉS: 145 libras, talla 6

❖

LOGROS DE DELGADA: He participado en tres medias maratones y este otoño competiré en una maratón. También participaré en la caminata del Campeonato nacional de Estados Unidos de maestros de pista y campo durante el verano.

DESAFÍOS DE DELGADA: Comer para desahogarme. Tengo problemas con la comida cuando me siento un poco deprimida; pensar en ella me hace sentir mejor. Sin embargo, también sé que me sentiré bien durante diez minutos, pero luego me sentiré terrible porque comí demasiado.

PALABRAS SABIAS: Si comes de manera descontrolada, debes encontrar otros caminos para suplir tus necesidades emocionales: llama a una amiga, lee un libro, tómate una taza de té o abrígate y ponte cómoda. Descubre qué buscas en la comida y trata de satisfacer esa ansiedad de otra manera.

¿QUÉ TE MOTIVÓ A PERDER PESO?

El nacimiento de mi primer hijo. No quería que aprendiera los mismos malos hábitos alimenticios míos: yo era esclava de la comida y no quería eso para mi hijo.

¿PERDISTE PESO PARA DARLE UN EJEMPLO?

Eso fue una parte importante, pero también sabía que no me sentía bien siendo gorda. Comía por razones emocionales: comer me hacía sentir bien. Pero llegó un momento en que comprendí que la comida no me hacía ningún bien; estaba haciendo mi vida miserable.

HÁBLANOS DE TU SENTIMIENTO DE CULPABILIDAD...

Siempre me sentía culpable de lo que comía. En la primera semana de la dieta no me volví a sentir culpable porque sabía que estaba comiendo "correctamente". Sabía que necesitaba hacer esto por el resto de mi vida, y que todo saldría bien.

HÁBLANOS DE TUS ACTIVIDADES...

Yo siempre fui adicta a la televisión. El ejercicio se ha convertido en algo muy importante para mí y eso es algo inesperado. Intenté muchas cosas antes de darme cuenta de que caminar era "lo mío". A todos los que dicen que odian el ejercicio, les digo que continúen buscando hasta que encuentren una actividad que les guste.

LECCIONES APRENDIDAS DE *LA DIETA DE TU VIDA*

ENCUENTRA NUEVAS MANERAS DE CANALIZAR TUS EMOCIONES. *Comer por razones emocionales es muy común en tiempos de estrés, ansiedad, tristeza y otras sensaciones negativas. El truco está en pensar menos en la comida, y en canalizar de nuevo tu concentración y energía. Tammy encontró una pasión en las caminatas de competencia, pero hay muchas actividades que pueden mantener ocupados nuestros cuerpos y mentes; podemos tejer, coser, hacer trabajo voluntario, bailar, tomar alguna clase, jugar cartas, leer, cuidar el jardín, trabajar con madera, pintar, etc.*

Pasos de Ejercicios VIDA

Primer paso: *Libérate* (una semana)

OBJETIVO: *eliminar la "hinchazón".*

TU COMPROMISO: *30 a 60 minutos de cualquier ejercicio cardiovascular de bajo impacto. Se recomienda caminar todos los días de la semana, sin excepción.*

En el Primer paso, tienes la alternativa de hacer ejercicio en "Tandas completas" o en "Tandas pequeñas".

+ *Ejercicio de Tanda completa.* Haz todo el ejercicio del día en una sola sesión, totalizando entre 30 y 60 minutos. Por ejemplo, puedes caminar al aire libre durante 30 minutos antes del trabajo, o ir por 45 minutos al gimnasio antes de la cena.

  El ejercicio de Tanda completa es la mejor alternativa para la mayoría de las personas. Si tu horario te lo permite, la manera más efectiva de comprometerse con un programa regular de ejercicios es hacerlo a primeras horas de la mañana. A medida que pasan las horas, pueden aparecer otras cosas en el camino y frustrar tu programa de ejercicios. La ventaja de hacer ejercicio en la mañana es que a esa hora del día hay menos distracciones, de modo que puedes hacerlo primero y dedicarte luego a tus actividades diarias. De hecho, los estudios demuestran que quienes hacen ejercicio en la mañana tienen un 50 por ciento más de probabilidades de continuar el programa de ejercicio que aquellos que lo hacen durante otras horas del día.

+ *Tandas Pequeñas.* Haz pequeñas tandas de ejercicio a lo largo del día, pero que sumen un total de 30 o 60 minutos. Por ejemplo, puedes hacer una caminata rápida con tu perro durante 10 minutos en la mañana, otra caminata de 10 minutos a la hora del almuerzo y otra —por el mismo tiempo—, con un amigo después de la cena.

¿QUÉ ES EL "EJERCICIO DE BAJO IMPACTO CARDIOVASCULAR"?

El ejercicio de bajo impacto es cualquier actividad física en la que asentamos completamente un pie en el piso (o en la máquina de hacer ejercicio) durante todo el tiempo. Por ejemplo, caminar es una actividad de bajo impacto, pero correr es de alto impacto.

El ejercicio cardiovascular supone el movimiento sostenido y rítmico de todo el cuerpo, que incrementa el ritmo cardiaco. Mientras más muevas tu cuerpo, más oxígeno te pedirá, lo que significa que cuanto más intensidad tenga el ejercicio, más calorías quemarás.

En el Primer paso, apenas estás comenzando a establecer el hábito de hacer ejercicio diariamente para quemar calorías y acelerar la pérdida de grasa. Al realizar ejercicios de bajo impacto, protegerás sus articulaciones, músculos y tendones de lesiones debidas al exceso de uso. Caminar es la alternativa más fácil porque es asequible a casi todo el mundo. No necesitas una rutina: solo sal de tu casa y cronometra un mínimo de 15 minutos. Luego, da la vuelta y regresa a casa. Es tan simple como eso.

Otros ejercicios de bajo impacto son montar en bicicleta, hacer bicicleta estática, máquinas elípticas, máquinas escaladoras, esquí a campo traviesa, aeróbicos "step", aeróbicos de bajo impacto, *kickboxing*, aeróbicos acuáticos y natación.

Las Tandas pequeñas son ideales para aquellos que tienen dificultades en sacar entre 30 y 60 minutos de su tiempo para hacer ejercicio. Este horario funciona mejor para las personas que tienen trabajos muy exigentes y de tiempo completo, y también para mamás con niños pequeños. Para quienes están muy fuera de forma, hacer ejercicio en Tandas pequeñas les permite hacer pausas.

Algunos estudios sugieren que otra ventaja de hacer ejercicio de manera "intermitente" o por tandas, es que el metabolismo se puede acelerar mucho más y por más tiempo que cuando se hace ejercicio en una sola tanda.

Pautas para caminar

Caminar para hacer ejercicio es diferente a caminar durante el resto del día. Para aprovechar al máximo tu ejercicio diario, ten estas pautas presentes:

1. *Camina con intensidad.* Debes sentir que tu caminata es un reto, pero no que te deja exhausto. Me encanta recomendar la "Prueba del habla" como manera de saber si estás haciendo ejercicio con la intensidad adecuada: al caminar, deberías tener la capacidad de hablar sin jadeos, pero no tener el aliento suficiente como para cantar. Si caminas con un amigo, pueden controlarse mutuamente y disminuir el ritmo si oyen en sus voces que

¿POR QUÉ NO PUEDO SIMPLEMENTE EMPEZAR A CORRER?

Mucha gente piensa que la mejor manera de estar en forma es corriendo. Aunque es cierto que correr es una excelente actividad física, solo es apropiada para un pequeño número de personas porque ejerce mucha presión sobre los músculos, tendones y articulaciones. Cuando corres, tus pies golpean el piso con una fuerza equivalente a 2½ o 3 veces el peso de tu cuerpo. Si pesas 160 libras, golpearás el piso con una fuerza de 400 a 480 libras. No es sorprendente que los corredores estén mucho más propensos a sufrir lesiones que los caminantes.

Correr es una actividad mucho más adecuada para personas que tienen una condición física excelente, complexiones más pequeñas y menos peso. Piensa en lo siguiente: ¿cuántos hombres realmente corpulentos y altos corren en la maratón de la ciudad de Nueva York?

están caminando con demasiada intensidad, o acelerar el paso si pueden hablar con mucha facilidad. (Intenta cantar un poco para probar la intensidad con que estás caminando. Verás que no tardarás en encontrar tu ritmo apropiado).

SOBRE LOS MONITORES CARDIACOS

Un monitor cardiaco es un aparato que monitorea y mide tu ritmo cardiaco. Este aparato te dirá si estás caminando con la intensidad adecuada para mejorar tu condición física y te puede motivar para que continúes con tu programa. De hecho, muchos modelos actúan como entrenadores virtuales, monitoreando tu actividad física diaria e informándote si has alcanzado tus objetivos semanales.

El monitor cardiaco común es una unidad parecida a un reloj de pulso (con funciones adicionales), con una correa transmisora con electrodos que se adhieren a tu pecho. Antes de hacer ejercicio, necesitas programar el monitor con información como tu edad y género y, de acuerdo al modelo que elijas, tu estatura, peso, la frecuencia con la que haces ejercicio y tu nivel de estado físico actual. El aparato calculará tu ritmo cardiaco de ejercicio basado en la información suministrada. Mientras caminas o corres, el monitor te dará información sobre tu ritmo cardiaco y sabrás si tienes que aumentar, disminuir o conservar la velocidad.

Si los aparatos te intimidan, puedes emplear la "Prueba del Habla" en lugar de preocuparse por electrodos y programación. Pero si te gustan, probablemente te fascinará la cantidad de monitores cardiacos de alta tecnología que hay disponibles en el mercado, los cuales te permiten ingresar los resultados de tus ejercicios en tu computador personal. Tienen "software" especializado en el análisis de esa información, y la capacidad de personalizar programas para diferentes ritmos cardiacos de ejercicio.

También puedes utilizar el ritmo de tu corazón como una medida para la intensidad de tu ejercicio. Un monitor cardiaco es una buena inversión porque hace el trabajo por ti y te puede motivar a retarte a ti mismo.

2. *Intenta caminar rápido.* Cuando las personas tienen el reto de caminar más rápido, muchas cometen el error de dar pasos más largos. A fin de caminar para hacer ejercicio, lo ideal es dar pasos normales, tal como en una situación cotidiana, pero con mayor rapidez. Imagina que una mano larga te empuja desde atrás, apresurándote para que vayas más rápido. (Si tienes hijos, ¡deberías caminar con ellos!)

3. *Camina con todo el pie extendido.* Este consejo puede sonar un poco extraño, pero te sorprendería saber cuántas personas caminan con los pies aplanados. Las mujeres que usan tacones altos pueden desarrollar formas de asentar el pie que son muy acertadas para balancearse en tacones, pero que no funcionan para hacer ejercicio. Mientras caminas, la primera parte del pie que debe hacer contacto con el piso es el talón. Luego, extiende todo el pie y levántalo utilizando los dedos. Esto te puede parecer "natural", dependiendo de tus hábitos al caminar. Al principio, es probable que necesites concentrarte cada vez que des un paso: hacer contacto con el talón, extender todo el pie y levantarlo del suelo utilizando tus dedos. Aunque pensar en cada paso te puede quitar velocidad al comienzo, eventualmente caminarás más rápido.

4. *Utiliza el poder de tus brazos.* Caminar a modo de ejercicio es algo que requiere la participación de todo tu cuerpo, incluyendo la parte superior de tu torso y tus brazos. Los brazos no solo se balancean a los lados; deben ser extremidades

determinadas y activas. El poder de tus brazos hace que tus pies se muevan más rápido de manera automática, lo que aumenta tu ritmo cardiaco y te ayuda a quemar más grasa y calorías. Para utilizar el poder de tus brazos:

✦ Comienza por cerrar y abrir los puños de las manos. No los aprietes, solo ciérrelos suavemente, como si tuvieras un pajarito al que no quisieras herir pero tampoco dejar escapar. (Si tiendes a tensionarse, lleva contigo bolas de espuma o bolas blandas de papel aluminio y trata de no compactarlas mientras caminas).

✦ Mantén tus brazos cerca del cuerpo y dobla los codos en un ángulo de 90 grados.

✦ Tus brazos deberán balancearse con naturalidad mientras caminas. Cuando adquieras un ritmo óptimo, concéntrate en llevar los codos de vuelta hacia atrás; mantén los puños cerrados y los brazos cerca del cuerpo.

✦ Cuando camines, repite mentalmente: "moverlos hacia atrás" mientras mueves tus brazos de manera continua, llevando los codos hacia atrás.

5. *Mantén una buena postura.* Si piensas que los días en que te decían "¡Párate derecho!" han quedado atrás, ¡te equivocas! Una buena postura es mucho

5.

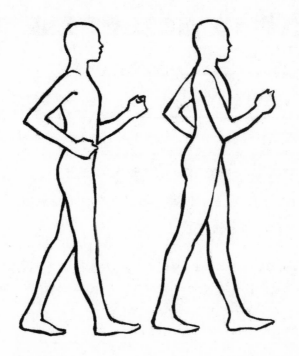

más que la forma de pararse: es ayudarle a tu cuerpo a moverse de la forma más eficaz posible, fortalecer tu centro (abdomen) y proteger tu columna. Cuando caminas (o te paras o te sientas) con una buena postura, tus abdominales se activan, ejercitando así tu centro. Para mantener una buena postura mientras caminas:

✦ Imagina que tu coronilla apunta al cielo (o al techo). Tu barbilla debería estar paralela al horizonte, y tu nariz y ojos apuntando al frente.

✦ Piensa en levantar el pecho mientras mantienes tus hombros hacia atrás y abajo. Imagina que intentas crecer una pulgada sin encorvarte ni doblarte.

✦ Piensa también en apretar el medio de tu cuerpo, como si alguien te fuera a golpear en el estómago. Este proceso activa los abdominales y los músculos bajos de la espalda, algo que no solo mantiene tu centro estable, sino que también le dará más fuerza a tus brazos y piernas.

ejercicios del primer paso

Lunes	Martes	Miércoles	Jueves	Viernes	Sábado	Domingo
30-60 min. Cardio	30-60 min. Cardio	30-60 min. Cardio	30-60 min. Cardio	30-60 min. Cardio	30-60 min. Cardio	30-60 min. Cardio

en resumen

Segundo paso: Reaprende (2 semanas)

OBJETIVO: *Reaprender a mover el cuerpo y hacer del acondicionamiento físico una parte de tu vida.*

TU COMPROMISO:

✦ *Camina de 30 a 60 minutos o haz otro ejercicio de bajo impacto cardiovascular durante los 7 días de la semana; practica un ejercicio de velocidad 3 días por semana.*

✦ *Realiza los ejercicios Potenciadores VIDA de 3 a 5 días a la semana.*

Los ejercicios del Segundo paso son muy excitantes porque contienen ejercicios Potenciadores VIDA: una sesión de 5 a 10 minutos de posiciones y estiramientos que ayudan a eliminar la rigidez y algunos dolores musculares padecidos por muchas personas. ¿Te duele la espalda o las piernas? ¿Sientes los hombros agarrotados? ¡Los ejercicios Potenciadores VIDA son la solución! ¿Qué podría ser más sencillo? Creo que te encantará este paso.

Pautas para caminar

El objetivo del Segundo paso es seguir caminando (o hacer otro ejercicio cardiovascular) por un mínimo de 30 minutos diarios. He descubierto que algunas veces la vida se interpone, de modo que muchas veces es difícil o imposible caminar en un día determinado. No te tensiones si no puedes hacerlo por un día o dos. Aunque lo óptimo es caminar siete días a la semana, está bien si lo haces cinco días. Sin embargo, uno de los mayores objetivos de todo el programa de ejercicios VIDA es hacer del movimiento una parte de todos los días de tu vida. Quiero que te levantes todos los días y recuerdes que debes moverte.

Así como en el Primer paso, puedes hacer tu caminata de una sola vez o dividir tu tiempo de ejercicio en pequeños fragmentos a lo largo del día. Ten presente la intensidad con que lo haces, tu postura, el poder de tus brazos y la rapidez de tus pies.

El Segundo paso introduce una variante divertida a tu antigua forma de caminar. Durante tres de los siete días de caminata, quiero que practiques alguna forma de "ejercicio de velocidad". Mientras caminas, imagina ocasionalmente que tus zapatillas deportivas tienen cohetes propulsores: enciéndelos e incrementa tu velocidad durante algunos minutos. Tú dictas las reglas de este juego. Puedes fijar tu mirada en un buzón o poste en la distancia y acelerar el paso hasta llegar a ese punto. Luego, retoma tu paso original. Haz esto varias veces mientras caminas… y pon el mismo énfasis en el "ejercicio" que en la "velocidad". Haz que sea divertido, estableciendo pequeños retos personales. Cada vez que enciendas los cohetes propulsores, estarás quemando más calorías y perdiendo peso con mayor rapidez.

Ejercicios Potenciadores VIDA

Estos fabulosos ejercicios son relativamente simples. Después del primer día de aprender los ejercicios Potenciadores VIDA, no deberás tardar más de cinco o diez minutos en terminar la rutina completa. Puedes hacer estos ejercicios antes o después de tus caminatas, o en otro momento. Simplemente ponte ropa cómoda, ve a la alfombra o esterilla, y practica todas las posiciones.

Nota: practica estos ejercicios con fuerza pero también con moderación. No hagas esfuerzos innecesarios y no te frustres si ves que estos simples ejercicios son más complicados de lo que esperabas. Haz lo que esté a tu alcance: tu fuerza y resistencia aumentarán rápidamente. Si te gustan estos ejercicios y quieres incorporar otros a tu rutina, visita mi página www.JoyBauer.com.

1. PÁJARO PERRO
Fortalece el centro y reduce el dolor de espalda

✦ Ponte en cuatro, con las manos directamente debajo de los hombros y las rodillas directamente debajo de las caderas. Tu espalda debe estar plana como una mesa.

✦ Con tu espalda plana y las caderas niveladas, extiende tu brazo derecho hacia adelante y tu pierna izquierda hacia atrás hasta que estén paralelas al suelo, formando una línea recta con tu espalda. Mantén tu abdomen sólido como si estuvieras haciendo fuerza para resistir un golpe en el estómago. Conserva esta posición 3 segundos y vuelve a la posición inicial.

✦ Haz 8 repeticiones por cada lado, dos tandas por cada uno.

1.

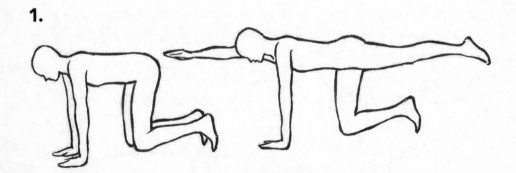

2. PUENTES PÉLVICOS

Fortalece el centro, incrementa la movilidad en las caderas, tonifica los glúteos

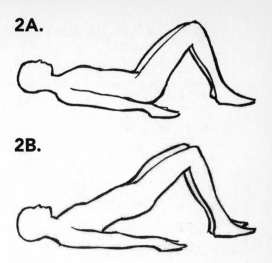

2A.

2B.

✦ Recuéstate sobre la espalda con las rodillas dobladas y los pies apoyados contra el suelo.

✦ Aprieta los glúteos y levanta la pelvis tan alto como puedas sin tensionarte. Mantén los glúteos apretados durante 3 segundos y regresa lentamente a la posición inicial.

✦ Haz 2 tandas de 12 repeticiones cada una.

3. SENTADILLAS

Fortalece el centro

✦ Recuéstate sobre la espalda con las rodillas dobladas en un ángulo de 90 grados. Los pies no deben tocar el piso. Alza las manos como si intentaras empujar el techo.

✦ Aprieta más tu centro, como si fueras a recibir un golpe en el abdomen. Presiona la espalda contra el piso y procura no mover el torso.

✦ Al mismo tiempo, baja tu brazo izquierdo y estíralo sobre la cabeza. Baja también tu pierna derecha y estírala lejos del cuerpo hasta que pierna y brazo estén paralelos al piso. Vuelve lentamente a la posición inicial y cambia de brazo y pierna.

✦ Continúa alternando brazo izquierdo/pierna derecha y brazo derecho/pierna izquierda, sin mover el torso. Haz 2 tandas de repeticiones alternadas, de 16 o 20 repeticiones cada una.

3A.   3B.

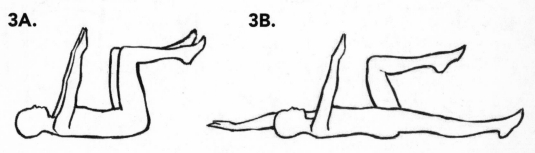

4. CAMINANDO CONTRA LA PARED

Estira las pantorrillas

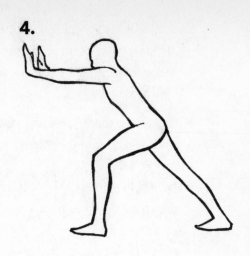

✦ Párate a dos o tres pies de la pared. Pon las manos contra la pared como si la estuvieras empujando. Coloca un pie a unas 18 pulgadas de la pared.

✦ Apóyate contra la pared con los brazos, manteniendo el talón del pie trasero en contacto con el suelo. Deberías sentir un fuerte estiramiento en la pantorrilla de la pierna que está atrás.

✦ Mantén la posición durante 30 segundos o por un minuto. Repite 2 veces con cada pierna.

5. ESTIRAMIENTO EN LA PUERTA

Estira el pecho y los hombros

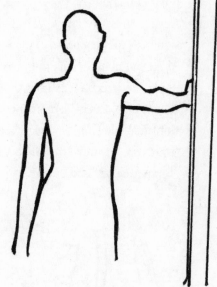

✦ Párate debajo de una puerta y pon tu mano derecha en el marco con el pulgar hacia arriba. El brazo debe estar a la altura del pecho.

✦ Con tu pierna izquierda, avanza 2 pies hacia delante hasta que sientas un estiramiento en la parte frontal del hombro derecho y al lado derecho del pecho.

✦ Mantén la posición durante 30 segundos o por un minuto. Repite 2 veces por cada lado.

6. ESTIRAMIENTO DEL CUELLO
Estira el cuello

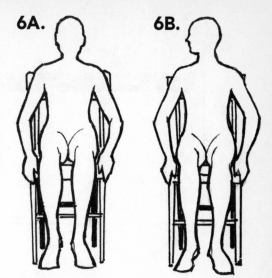

6A. **6B.**

✦ Siéntate derecho y con buena postura en una silla.

✦ Mira sobre tu hombro derecho hacia tan atrás como puedas. Mantén la posición durante un segundo. Vuelve al centro. Luego mira sobre tu hombro izquierdo hacia tan atrás como puedas. Mantén la posición durante un segundo. Repite 6 veces por cada lado.

✦ Baja la oreja izquierda sobre el hombro izquierdo conservando una postura adecuada. Mantén el estiramiento durante 30 segundos o un minuto. Luego baja la oreja derecha sobre el hombro derecho. Repite dos veces por cada lado.

7. ESTIRAMIENTO COBRA
Estira el centro y reacomoda la espina dorsal

✦ Acuéstate boca abajo, con los codos doblados y los brazos cerca del cuerpo con los antebrazos sobre el piso.

✦ Aprieta los glúteos, presiona la pelvis contra el piso y levántate suavemente de manera que tu torso, hombros y cabeza no toquen el piso. Deberías sentir un leve estiramiento en la parte frontal de su cuerpo. No deberías sentir tirones ni malestar en la parte inferior de la espalda.

✦ Mantén el estiramiento durante 30 segundos o un minuto. Repite dos veces.

7.

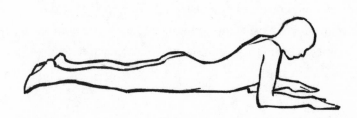

ejercicios del segundo paso

Lunes	Martes	Miércoles	Jueves	Viernes	Sábado	Domingo
30-60 min.	30-60 min.	30-60 min.	30-60 min.	30-60 min.	30-60 min.	30-60 min.
Cardio	Cardio	Cardio	Cardio	Cardio	Cardio	Cardio
con	+	con	+	con	+	
Ejercicicio de velocidad	Potenciadores VIDA	Ejercicicio de velocidad	Potenciadores VIDA	Ejercicicio de velocidad	Potenciadores VIDA	

en resumen

(Representa una semana típica.
Puedes añadir Ejercicio de velocidad y Potenciadores VIDA el día que desees.
El Ejercicio de velocidad no debe practicarse dos días seguidos).

Tercer paso: Reconfigura (hasta alcanzar tu peso deseado)

OBJETIVO: *Moldear de nuevo, endurecer y tonificar tu cuerpo quemando la grasa con ejercicio cardio y esculpir músculos atractivos con un entrenamiento de resistencia.*

TU COMPROMISO:

+ *Camina entre 30 y 60 minutos o haz otro ejercicio cardiovascular de bajo impacto durante 5 o 7 días a la semana. Puedes hacer ejercicios de velocidad 2 ó 3 días a la semana mientras caminas.*
+ *Haz ejercicios Potenciadores VIDA (del Segundo paso) 2 días a la semana y entrenamiento de resistencia.*

En el Primer paso, te comprometiste a hacer ejercicio diariamente. En el Segundo paso aprendiste a incrementar la intensidad de tu ejercicio cardiovascular con un Ejercicio de velocidad explosivo que lo hace más efectivo. Ahora, en el Tercer paso, es tiempo de agregar otro factor fundamental a la ecuación de la pérdida de peso: el entrenamiento de resistencia.

¿Qué es el entrenamiento de resistencia?

El entrenamiento de resistencia es un proceso en el que se usan pesas, bandas especializadas, máquinas, e incluso el peso de tu propio cuerpo para mejorar la condición física de los músculos, incluyendo la fuerza y la resistencia muscular (el número de veces que puedes levantar un peso sin sentir fatiga muscular). Los músculos del cuerpo tienen que trabajar más duro cuando halan o empujan un peso u otra forma de resistencia.

El entrenamiento de resistencia es un componente clave en un programa efectivo de pérdida de peso. Esto se debe a que cuando perdemos peso, no solo perdemos grasa **sino también tejido corporal magro**. Esto puede ser problemático porque la pérdida de tejido corporal magro hace que el ritmo metabólico sea menor, lo que a su vez dificulta la pérdida de peso y mantener las libras perdidas… esto también aumenta la posibilidad de volver a ganar el peso en el futuro.

Existen muchas técnicas diferentes en las que se emplean distintas clases de equipos, tales como pesas libres, manuales, entrenadores de circuito y bandas de resistencia. El programa propuesto es un simple grupo de ejercicios para principiantes. Algunos requieren pesas manuales, pero la mayoría se valen del peso corporal como resistencia. Si tienes un par de mancuernas livianas —de 2, 3 o 4 libras— serán de utilidad. Si no, puedes utilizar latas de sopa sin abrir (cualquier tipo de latas que pesen unas 16 onzas), o puedes crear tus propias mancuernas llenando recipientes de leche de un cuarto de galón con agua (cerciórate que tengan agarraderas). Sería bueno que consiguieras una esterilla si vas a hacer ejercicio en el piso. Si lo haces sobre una alfombra, tiende una toalla sobre ella, ¡para mantener tu alfombra seca!

El Circuito de entrenamiento del Tercer paso

Este entrenamiento de resistencia se presenta en la forma de un circuito. Consta de una serie de ejercicios que deben realizarse uno después de otro en un orden preciso. No hay descanso entre los ejercicios.

Los circuitos de entrenamiento queman más calorías *durante* la sesión porque estarás moviendo continuamente los músculos más grandes de tu cuerpo de manera rítmica, y *después* de la sesión porque son más intensos, lo que significa que continuarás quemando calorías aun *después* de haber terminado de hacer ejercicio. Tal vez lo mejor de todo es que los circuitos de entrenamiento son eficientes en términos de tiempo, permitiendo que sea más fácil completar la rutina y continuar con las labores del día. Este circuito ha sido especialmente diseñado para ofrecerles a los principiantes un entrenamiento rápido (y balanceado) para todo el cuerpo.

El Circuito de entrenamiento del Tercer paso puede hacerse el mismo día que el ejercicio cardiovascular o no. Hacerlo después del ejercicio cardio es ideal porque éste calienta el cuerpo y prepara los músculos y articulaciones para el entrenamiento de resistencia. Esta es la mejor opción si tienes tiempo disponible para hacerlo. Si decides hacer únicamente el Circuito de entrenamiento, camina de 3 a 5 minutos antes de comenzar el calentamiento.

CONSEJOS PARA EL ENTRENAMIENTO DE RESISTENCIA

- No practiques entrenamiento de resistencia dos días seguidos: descansa un día entre una práctica y otra para que tu cuerpo se recupere.
- No contengas la respiración durante el entrenamiento. Aspira profundo por la nariz y expira por la boca.
- Si sientes náuseas o mareo, detente y descansa. Comienza de nuevo si sientes que puedes hacerlo.
- Ten paciencia contigo mismo. Es posible que no seas capaz de hacer 30 segundos seguidos de ejercicio durante las primeras sesiones. Continúa con ellas y verás que serás capaz de hacer cada vez más con menos esfuerzo.

Haz los ejercicios Potenciadores VIDA (del Segundo paso) antes de comenzar con el circuito. Luego, haz una tanda de los seis ejercicios del circuito en el orden establecido. Cuando hayas terminado el primer circuito, descansa de 3 a 5 minutos y haz la segunda tanda. ¡Este es el secreto para adquirir más fortaleza!

(Si disfrutas el entrenamiento y quieres conocer variaciones adicionales o avanzar un poco, visita mi página: www.JoyBauer.com).

Cómo hacer los circuitos de ejercicios del Tercer paso de *La dieta de tu vida*

+ Calienta tu cuerpo de 3 a 5 minutos con una caminata, baile u otro ejercicio que implique el movimiento de todo el cuerpo.
+ Haz 2 tandas de ejercicios Potenciadores VIDA del Primer paso a manera de calentamiento.
+ Realiza los 6 ejercicios del circuito en orden. Haz cada ejercicio durante 30 segundos con un ritmo moderado: no te apresures, pero tampoco te detengas. Descansa de 3 o 5 minutos cuando hayas terminado todos los ejercicios y comienza de nuevo.

1. CUCLILLAS DE SUMO
Trabaja las caderas, los glúteos y la parte interna de los muslos

1.

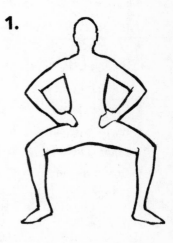

+ Párate y separa las piernas a 2 pies de distancia.
+ Pon las manos sobre las caderas. Dobla las rodillas y baja el cóccix hacia el suelo manteniendo el torso derecho. Baja solo hasta donde te sientas cómodo.
+ Endereza las piernas y regresa a la posición inicial. Continúa haciendo el ejercicio durante 30 segundos.

2. ARREMETIDAS ALTERNAS HACIA ATRÁS

Trabaja las caderas, los muslos y los glúteos

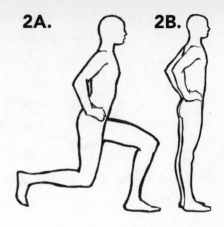

2A.   **2B.**

✦ Párate derecho con las manos en las caderas.

✦ Con un movimiento suave, da un paso hacia atrás con tu pierna *derecha* y baja tu rodilla derecha hacia el suelo, sin tocarlo.

✦ Regresa a la posición inicial y repite el movimiento con la pierna *izquierda*.

✦ Hazlo durante 30 segundos alternando las piernas.

3. ARREMETIDAS DE LADO A LADO

Trabaja la parte interna y externa de los muslos

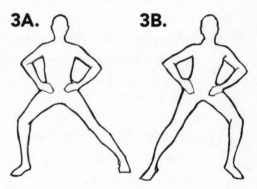

3A.   **3B.**

✦ Párate derecho con los pies separados por unas pocas pulgadas.

✦ Da un paso de 2 pies hacia la *derecha*, doblando la rodilla *derecha* y recostándote en los glúteos.

✦ Vuelve al centro y da un paso de 2 pies hacia la *izquierda*, doblando la rodilla *izquierda* y recostándote en los glúteos.

✦ Continúa durante 30 segundos, alternando de un lado a otro.

4. LAGARTIJAS MODIFICADAS

Trabaja el pecho, los hombros y los tríceps

✦ Ponte en cuatro sobre las rodillas en posición de lagartija. Las manos deben estar alineadas con el centro del pecho, debajo de los hombros, con los dedos hacia adelante.

✦ Flexiona todo el cuerpo hacia arriba, manteniendo el torso inmóvil y el abdomen retraído con fuerza.

✦ Hazlo por 30 segundos. Si te parece muy difícil, puedes hacer las lagartijas de pie con las manos sobre una pared. Si eso te parece demasiado fácil, puedes hacerlas apoyada sobre los dedos de los pies.

4A.   **4B.**

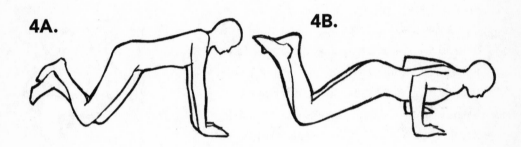

5. REMAR SENTADO

Trabaja la espalda, la parte posterior de los hombros y bíceps

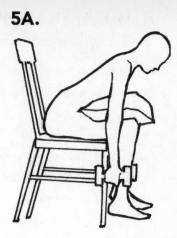

5A.

✦ Siéntate al borde de una silla sin brazos. Pon una toalla enrollada o una pequeña almohada sobre tu regazo. Inclínate hacia adelante y descansa tu pecho sobre la almohada o toalla. La espalda debe quedar plana, en un ángulo de 45 grados.

✦ Toma las mancuernas más livianas que tengas (o una lata de sopa). Deja que tus manos cuelguen a los lados del cuerpo.

5B.

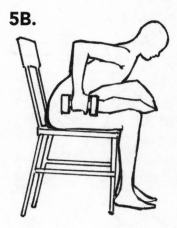

✦ Dobla los codos y llévalos hacia atrás, manteniendo los hombros abajo y apretando los músculos ubicados entre los omoplatos. El movimiento debe dar la ilusión de estar remando o halando la cuerda de una cortadora de césped.

✦ Baja los brazos y repite. Continúa repitiendo durante 30 segundos.

6. VUELO EN REVERSA SENTADO
Trabaja la espalda media

✦ Siéntate al borde de una silla sin brazos. Pon una toalla enrollada o una pequeña almohada sobre tu regazo. Inclínate hacia adelante y descansa tu pecho sobre la almohada o toalla. La espalda debe quedar plana, en un ángulo de 45 grados.

✦ Toma las mancuernas más livianas que tengas (o una lata de sopa). Deja que tus manos cuelguen a los lados del cuerpo.

✦ Mantén los hombros bajos. Aprieta los músculos ubicados entre los omoplatos y levanta los brazos hasta que estén paralelos al piso.

✦ Baja los brazos y repite. Continúa repitiendo durante 30 segundos.

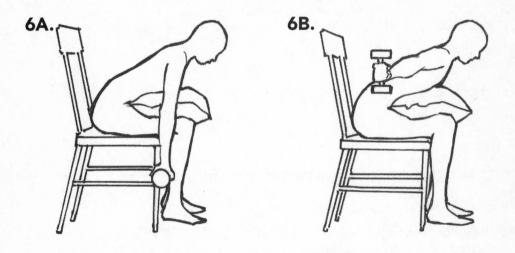

6A.

6B.

ejercicios del tercer paso

Lunes	Martes	Miércoles	Jueves	Viernes	Sábado	Domingo
30-60 min.	30-60 min.	Potenciadores	30-60 min.	30-60 min.	Potenciadores	30-60 min.
Cardio	Cardio	VIDA	Cardio	Cardio	VIDA	Cardio
	con	+	con		+	con
	Ejercicio	Entrenamiento	Ejercicio		Entrenamiento	Ejercicio
	de velocidad	de resistencia	de velocidad		de resistencia	de velocidad

en resumen

(Representa una semana típica.
Se requiere ejercicio cardio 5 días por semana; opcional los 7 días de la semana.
Practica el Ejercicio de velocidad cualquier día que hagas cardio, pero no dos días seguidos.
Los ejercicios Potenciadores VIDA pueden realizarse los 7 días de la semana.
Recuerda que puedes tener un programa personalizado,
simplemente registrándote al programa en línea en www.JoyBauer.com).

Cuarto paso: Revela (Mantenimiento)

OBJETIVO: *Revelar tu nuevo "yo" y no volver a subir de peso.*

TU COMPROMISO: *¡Adoptar un estilo de vida que incluya el movimiento!*

Me imagino que habrás hecho mucho ejercicio saltando de alegría cuando alcanzaste tu peso deseado. Ese es un gran comienzo… pero llevémoslo más lejos.

Si has estado practicando los ejercicios de *La dieta de tu vida*, ya conoces los beneficios que rinde el ejercicio. Es posible que no lo hayas disfrutado siempre, pero no puedes discutir con los resultados. Es probable que hoy seas más saludable y delgado, que estés en mejor forma y tengas más energía que antes.

Ahora, quiero que traslades esa energía al mundo exterior y que hagas algo *divertido*.

El objetivo del Cuarto paso es encontrar actividades que disfrutes pero que no gires en torno a la comida. Tal vez hayas descubierto que te gusta caminar en las primeras horas del día, cuando las calles aún están vacías; o tal vez descubriste tu Arnold Schwarzenegger interior y quieres ir más lejos en el entrenamiento de resistencia. De cualquier forma, sigue caminando y levantando pesas. Pero no te limites a estos ejercicios. Hay tantas actividades por hacer que estoy segura de que te interesarás en algo más. Todo tipo de actividad física ayuda a quemar calorías, a mantener el peso bajo y a mantener los músculos tonificados y en forma (vea la tabla).

Físicamente, eres una persona diferente a la de hace tan solo unos meses. Tal vez no pensaste que alguna vez podrías escalar una montaña, pero es posible que puedas hacerlo ahora. Nunca lo sabrás hasta intentarlo. Tal vez eras demasiado tímido para atreverte a bailar salsa o la danza del vientre, para jugar polo acuático o squash, o para hacer yoga, pero es posible que tu perspectiva haya cambiado. Inténtalo. Muchos de los miembros de mi club me han dicho que una de sus mayores alegrías fue realizar el sueño de montar en canoa o kayak. Anteriormente, su peso y tamaño no les había permitido siquiera poner un pie en un muelle, pero se volvieron fanáticos de los deportes acuáticos luego de perder peso. Su contextura les había impedido hacer las cosas que querían.

Es tiempo de redescubrir las maravillas de las actividades físicas. ¿Qué actividades han estado ausentes en tu vida? ¿Cuáles sueños han estado fuera de tu alcance? Inténtalos de nuevo: quizás te sorprenda todo lo eres capaz de hacer.

MUÉVELO... Y PIÉRDELO

Tabla de calorías quemadas por actividad*

(cantidad aproximada de calorías quemadas por hora
basada en una persona que pese 150 libras)

Golf, con carro... 180

Golf, sin carro... 240

Jardinería, sembrar flores... 250

Jardinería, trabajar con la pala y desyerbar... 350

Jardinería, cavar... 500

Baile de salón... 260

Baile aeróbico... 420

Aeróbicos... 450

Aeróbicos *"Step"*... 550

Saltar la cuerda... 700

Caminata, 3m/h... 280

Trotar, 5m/h... 500

Escalar... 500

Caminata vigorosa... 600

Correr... 700

Tenis... 350

Patinaje sobre ruedas/hielo... 420

Bicicleta moderada... 450

Spinning... 650

Squash... 650

Aeróbicos acuáticos... 400

Natación... 500

Remo... 550

*Puede utilizar la Calculadora de actividades del programa en línea
para determinar cuántas calorías se queman con otras actividades.

VEOLIA GIBSON

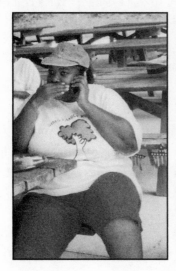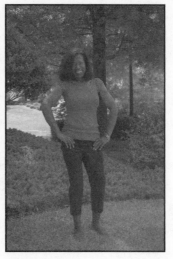

LIBRAS PERDIDAS: ¡252!

EDAD: 54

ESTATURA: 5'8"

ANTES: 400 libras, talla 32

DESPUÉS: 148 libras, talla 2

LOGROS DE DELGADA: Me encanta mi energía y fortaleza. El cansancio ha quedado atrás. Ahora me siento vigorizada todos los días.

DESAFÍOS DE DELGADA: Finalmente encontré la forma ideal de mantener el equilibrio. Como lo que quiero, pero dependo de las caminatas para perder peso o mantenerlo. Si dejara de caminar, definitivamente subiría de peso.

PALABRAS SABIAS: Necesitamos amarnos a nosotros mismos sin importar nada más. Me sentía feliz conmigo misma cuando pesaba 400 libras. Para mí, no se trataba de tener un peso determinado. Solo decidí que iba a realizar ciertos cambios para ser más saludable y me funcionó.

¿EN QUÉ MOMENTO APRENDISTE A COMER SALUDABLEMENTE?

Trabajaba como niñera y el niño y yo estábamos comiendo macarrones con queso. Había comido dos porciones, quería otra, y su papá le dijo: "Vas a comer todos los días de tu vida. No tienes que comerte todos los macarrones con queso de una sola vez". Y yo pensé: "¡Caramba, es cierto! Como al menos tres veces al día. No tengo porqué llenarme en una sola sentada, ni dejar el plato vacío".

¿SIEMPRE DEJABAS EL PLATO LIMPIO?

No me limitaba a limpiar mi plato, sino también los ajenos. Era como si no me gustara desperdiciar comida. Sentía que era pecado botar comida cuando había niños hambrientos en África, ¡y entonces comía por ellos! Pero en lugar de botar la comida, se la añadía a mi cintura. No boto comida, pero preparo menos y guardo las sobras en el refrigerador.

¿HACES EJERCICIO?

Descubrí que me encanta caminar, y estoy comprometida a hacerlo. Es como salir de casa sin bañarse: nunca lo haré. El tiempo que camino depende de mi "estado". En estos momentos acabo de llegar de una reunión familiar. Subí algunas libras, entonces me encuentro en "estado de reducción". Y entonces camino 8 millas. Cuando estoy en estado de mantenimiento solo camino 2 o 4 millas. Si camino más, termino perdiendo más peso del que quiero.

SOBRE LA IMPORTANCIA DE COMER SALUDABLEMENTE...

Al final, lo que realmente importa es nuestro corazón. Sin embargo, nuestro cuerpo es un don precioso. Si alguien te regala un auto lujoso y el manual aconseja utilizar solo gasolina *Premium* sin plomo, ¿le echarías diesel? Tienes que echarle el combustible adecuado a tu auto y a tu cuerpo porque quieres que te dure mucho tiempo.

LECCIONES APRENDIDAS DE *LA DIETA DE TU VIDA*

NINGUNA COMIDA ES LA ÚLTIMA DE TU VIDA. *Siempre hay otra a la vuelta de la esquina: literalmente dentro de unas pocas horas. Antes de servirte una segunda porción, de atiborrar tu plato en un restaurante buffet, o de picar de manera descontrolada, recuerda que habrá otras oportunidades para comer. La comida siempre estará allí. ¡Ese momento de deseo pasará, pero tu cuerpo siempre estará contigo!*

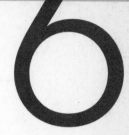

Las preguntas más frecuentes sobre *La dieta de tu vida*

#1: ¿Cuánto peso puedo perder?

Puedes esperar una disminución dramática en la báscula entre la primera y la tercera semana. En lo referente al peso total, todos somos un poco diferentes. La cantidad de peso que tú puedes perder depende del peso que necesites perder, de cuánto estabas comiendo antes de comenzar el programa, cuánto ejercicio quieres hacer cada día, tu genética, tu estatura, tu género y muchos otros factores.

Desde la aparición de este programa, muchos pacientes de mi dieta han perdido entre 3 y 11 libras durante la primera semana. ¡Es algo muy alentador y estimulante! Una vez que tu cuerpo se adapte al programa, puedes perder alrededor de 8 a 10 libras cada mes hasta alcanzar el peso deseado.

#2: Trabajo tiempo completo y además tengo hijos... ¿Cómo hago con todo el trabajo de cocina necesario en esta dieta?

Buena pregunta. Me encuentro en la misma situación, así que puedo identificarme con tu caso. Quiero que sepas que diseñé este programa para que se acomode a todo tipo de personas y temperamentos.

Si te gusta la variedad y tienes el tiempo disponible, tanto mejor. Ofrezco una amplia selección de recetas e ideas creativas para darle variedad a tus sándwiches y ensaladas. Si no tienes mucho tiempo para dedicarle a la cocina, también estás de suerte. En cada paso, échale un vistazo a mis Comidas fáciles de preparar: estas son las recetas más sencillas (¡pero deliciosas!) para el desayuno, el almuerzo y la cena. Para las comidas fáciles del Primer paso, ve la página 57; las del Segundo paso están en la página 120, y las del Tercer paso en la página 206.

#3: ¿Qué pasa si solo me gustan ciertas comidas?

Repite, repite y repite. Puedes repetir CUALQUIER comida o refrigerio dentro del Paso apropiado tantas veces como lo desees. Puedes desayunar prácticamente lo mismo todos los días. Si hay uno o dos desayunos (o con suerte por lo menos tres) que te gusten mucho, repítelos todas las mañanas. Si solo te gustan las habichuelas, cómelas todas las noches. No tienes que comer nada que no te guste.

He encuestado a miles y miles de personas con el objetivo de crear menús atractivos para todas las papilas gustativas. No importa qué tan exigente o limitado seas, encontrarás platos que te gustarán. Incluso, he incluido muchos clásicos caseros como Pollo a la parmesana y Pastel de carne, así como platos básicos universales de "todos los días" como cereal, harina de avena, sándwiches de pavo y omelets.

#4: Esta dieta parece muy cara

Entiendo que pueda parecerte cara a primera vista, pero no tiene por qué costarte más de lo que gastas actualmente en comida. Primero, recuerda que gastarás menos en comida chatarra, y ese dinero entrará en el presupuesto de comidas. Aparte de eso, aquí te doy algunos consejos prácticos para reducir los costos de *La dieta de tu vida*:

✦ Sustituye proteínas: para eso está la lista de Alimentos Permitidos. Si el bistec de lomito o el salmón silvestre están fuera de tu presupuesto, reemplázalos con artículos más baratos como pollo (sin la piel), hamburguesas de pavo, y otros.

✦ Compra paquetes familiares de pollo u otros artículos de la lista de Alimentos Permitidos. Si tienes espacio en el refrigerador, haz una inversión inicial y compra grandes cantidades en supermercados especializados en ventas al por mayor. Puede costarte un poco más al comienzo, pero ahorrarás al largo plazo.

✦ Utiliza vegetales y frutas congelados: suelen ser más baratos que los frescos e igual de nutritivos. (¡Pero asegúrate de que no contengan aditivos!)

✦ Todos los vegetales no almidonados son intercambiables; si la receta dice Espárragos balsámicos al horno y estamos en enero, época en la que un manojo vale $5.99, simplemente reemplázalos por otro vegetal como la zanahoria. Si el programa de comidas sugiere arvejas al vapor pero el brócoli está en promoción, no lo pienses dos veces: ahórrate unos cuantos dólares y disfruta del brócoli.

✦ Consume frutas en temporada: bananas, manzanas, peras y naranjas son buenas opciones para el invierno… y aprovecha los duraznos, las ciruelas y las bayas frescas en verano.

✦ Compra alimentos enlatados o empacados cuando estén en promoción, especialmente atún enlatado (*light* y en agua), pechugas de pollo enlatadas, cangrejo enlatado, salmón enlatado (silvestre o de Alaska, con piel y huesos o sin ellos, tú decides), harina de avena, y cereal (cualquier marca que tenga 120 calorías o menos por porciones de ¾ a 1 taza, 6 gramos o menos de azúcar, y 3 o más gramos de fibra).

#5: ¿Si mi familia no tiene que perder peso, puede comer la misma comida?

¡Definitivamente! He incluido recetas deliciosas (y saludables) que son favoritas de muchas familias, como hamburguesas de pavo con queso *cheddar*, derretidos de atún, bistec y pizzas de pita. Si no están siguiendo el programa, tienes la libertad de adaptar sus comidas, agregarles más queso, diferentes condimentos y sazonadores, o platos adicionales al tiempo que comparten el mismo plato fuerte. Esta selección de comidas es saludable para todos, ¡y si tu familia las disfruta, eso es bueno para todos!

Si cocinas solo para ti, o si tu familia elige otras alternativas, ¡recuerda que he diseñado estas recetas pensando en ti! Muchas de mis recetas solo rinden una porción, por lo que son perfectas para una persona. Pero es muy fácil duplicar, triplicar o cuadruplicar la cantidad de ingredientes si vas a cocinarlas para toda tu familia, o si quieres preparar más porciones para congelarlas.

#6: Viajo mucho por cuestiones de trabajo, ¿cómo puedo seguir este programa?

La dieta de tu vida es para todos los aspectos de la vida, y no solo para algunos. En cada paso ofrezco una guía de restaurantes para ayudarte a tomar decisiones convenientes cuando comas afuera. De hecho, puedes rebajar y alcanzar tu peso ideal, incluso si casi siempre comes afuera. Por supuesto que ordenar en un restaurante es un poco más difícil, porque te sentirás tentado por la vista y el aroma de muchos alimentos que no están incluidos en el programa. Pero no te preocupes: sabrás lo que puedes ordenar.

La guía de Opciones de restaurantes para el Primer paso se encuentra en la página 58, la del Segundo paso en la página 122 y la del Tercer paso en la página 208.

#7: ¿Tengo que desayunar aunque no sienta hambre en la mañana?

La mayoría de los expertos en nutrición creen que es muy importante comenzar el día con un buen desayuno, y muchas investigaciones les dan la razón. Por ejemplo, un estudio del año 2005 reveló que las mujeres que no desayunan consumen un promedio de 100 calorías más al día, tienen niveles 10% más altos de insulina, un 9% más de colesterol total y 17% de colesterol malo que las que desayunan. Estas mujeres pueden esperar un aumento de diez libras en el transcurso de un año y *una mayor posibilidad* de contraer enfermedades cardiacas y diabetes.

Sin embargo, *hay* personas que simplemente no sienten apetito en horas de la mañana. Si tus horarios de comidas te brindan las energías necesarias durante el día (y no te incitan a comer de más en las noches), es posible que no seas una persona inclinada a los desayunos. Si ese es el caso, puedes disfrutar el desayuno VIDA a cualquier hora del día, u omitirlo definitivamente y comer una porción doble de refrigerio en la tarde.

#8: ¿Es verdad que algunos alimentos de la lista de ilimitados, como el apio y los pepinos, tienen un efecto calórico negativo?

Por "efecto calórico negativo", asumo que estás preguntando si el acto de masticar ciertos alimentos hace quemar más calorías de las que contienen. Los pepinos y el apio encabezan la lista de alimentos que supuestamente tienen un valor "calórico negativo". Pero aunque *parece* que gastas mucha energía cuando masticas ciertos alimentos, lo cierto es que masticar consume solamente unas cinco calorías por hora. De todos modos, los alimentos de la lista ilimitada seguramente te ayudarán a perder peso… pero no porque generan calorías negativas, sino porque son muy bajos en calorías y los estarás consumiendo *en lugar de* galletas saladas o dulces, o frituras.

#9: Siempre siento muchas ansias de consumir chocolate (y papitas fritas). ¿Cómo puedo satisfacer estas ansias y seguir con el programa de *La dieta de tu vida*?

Todos ansiamos ciertos alimentos en determinados momentos. Algunas personas ansían los productos dulces o salados, mientras que otros sucumben ante el chocolate. Sin importar tu preferencia, encontrarás sugerencias para los refrigerios de la tarde que seguramente aplacarán tus ansias. Además, la siguiente lista te ofrece varias ideas que podrás aplicar a tu EXTRA VIDA diario a partir del primer día del Segundo paso. Los alimentos señalados con un asterisco (*) se pueden comer a partir del primer día del Tercer paso. Lee bien las etiquetas de los alimentos empacados para asegurarte de no consumir más de 150 calorías.

Antojos Dulces

- ✦ Una banana congelada en rodajas
- ✦ Una taza de uvas, frías o congeladas
- ✦ Una taza de bayas o de ensalada de fruta con una cucharada de crema batida baja en grasas
- ✦ Una paleta o galleta de helado baja en calorías
- ✦ Una paleta de fruta congelada
- ✦ 6 onzas de yogur natural sin grasa mezclado con dos cucharaditas de miel
- ✦ Barra VIDA
- ✦ *Muffin* VIDA
- ✦ Batido de fruta VIDA
- ✦ *Paleta de dulce
- ✦ *un refrigerio empacado con 100 calorías (variedades dulces)
- ✦ *"*Italian Ice*"

Chocolate

✦ Una onza de chocolate amargo

✦ ½ taza de pudín de chocolate bajo en grasas (de cualquier marca, o ve la receta VIDA)

✦ Una porción de cacao caliente bajo en grasas con MEDIA porción de la fruta que elijas

✦ Un paquete de cacao caliente bajo en grasas mezclado con 6 onzas de yogur natural o griego sin grasas (semi congelado o frío)

✦ Fresas cubiertas con chocolate: 1 onza de chocolate amargo derretido con cinco fresas

✦ *Muffin* de chocolate amargo y cerezas VIDA

✦ Barra VIDA

✦ *Barras de chocolate tamaño "*fun*" o en miniatura

✦ *Un refrigerio empacado con 100 calorías (sabor a chocolate)

✦ *El equivalente a 150 calorías de cualquier dulce de chocolate

Alternativas saladas

✦ Fritos de soya o vegetales con 150 calorías

✦ 4 tazas de palomitas de maíz bajas en grasas (con o sin sazonadores VIDA)

✦ Palomitas de maíz *light* para microondas, con 150 calorías

✦ *Media papa blanca horneada (o camote) con salsa y/o crema agria libre de grasas

✦ *Papitas fritas horneadas o tortilla frita horneada con 150 calorías

✦ *1 onza de *pretzels*

✦ *Un refrigerio empacado (galletas saladas/ frituras) con 100 calorías

#10: ¿Qué debería comer si siento hambre después de la cena?

Puedes comer todos los alimentos de la lista de ilimitados que desees, y a cualquier hora. Además, algunas cenas incluyen MEDIA porción de fruta que puedes reservar para más tarde (este complemento es solo para las cenas que incluyen fruta: *no* debes reservar alimentos del desayuno, almuerzo o cena para comer tarde en la noche). Cuando llegues al Segundo paso, podrás disfrutar también de un EXTRA VIDA a cualquier hora del día. Si deseas, puedes reservarlo para después de la cena.

#11: Quiero ganar masa muscular al mismo tiempo que elimino grasas, ¿cómo lograr mi objetivo?

A menos que seas un fisicoculturista, los músculos no pesan tanto como la gente piensa en términos de libras.

Estas son las cuentas: Si sigues un programa de entrenamiento para adquirir masa muscular (normalmente de 2 a 3 días por semana, como el régimen de entrenamiento de resistencia que te animo a seguir en el Tercer paso), la mayoría de las personas solo ganarán un promedio de una libra de masa muscular por mes… y se nivelarán cuando alcancen alrededor de 3 libras. Entonces, si tu objetivo es perder 20 libras, te digo que sigas apuntando a ese objetivo… y que lo reconsideres cuando haya perdido 17 libras. Recuerda, tu objetivo es Verte Increíble y Destilar Energía, no obsesionarte con un número específico que marque la báscula.

#12: ¡Auxilio! He llegado a un punto muerto y mi báscula muestra el mismo número hace varias semanas.

Una de las frustraciones más comunes durante la pérdida de peso es cuando todo progreso parece detenerse de golpe y el peso se nivela. El hito del primer mes puede ser particularmente desafiante; cuando la novedad de una dieta pasa, las personas tienden a descuidarse un poco. En otras palabras, tendemos a aumentar nuestro consumo de calorías y a hacer menos ejercicio. Además, el metabolismo suele ponerse más lento como respuesta a una pérdida inicial de peso. En términos simples: mientras más pequeño seas, menos calorías quemarás.

A continuación ofrezco cuatro estrategias sencillas para combatir el estancamiento durante la pérdida de peso:

1) DALE UN EMPUJÓN A TU METABOLISMO

Ya que tu metabolismo se pone más lento naturalmente mientras pierdes peso, el ejercicio es la manera obvia de mantenerlo activado. Si has bajado el ritmo, vuelve al nivel inicial. Considera incluso la posibilidad de aumentar 10 o 15 minutos de ejercicio cardio a tu rutina diaria: quemarás por lo menos 50 calorías adicionales. Asegúrate además de hacer los ejercicios del Entrenamiento de resistencia (Tercer paso) de dos a tres días a la semana. Cuando bajas de peso, no solo pierdes grasas, sino también una pequeña cantidad de masa muscular. Y como la masa muscular es clave para mantener el metabolismo acelerado, perderla puede disminuir tu ritmo metabólico y dificultar la pérdida de peso. El entrenamiento de resistencia del Tercer paso sirve para adquirir y mantener la masa muscular, acelerando así el metabolismo de nuevo.

2) MONITOREA EL TAMAÑO DE TUS PORCIONES Y ARROJA LAS SOBRAS A LA BASURA

Muchas veces tendemos a relajarnos y a tambalear después de seguir una dieta por unas cuantas semanas. Es increíble la cantidad de alimentos adicionales que podemos consumir sin darnos cuenta. Por lo tanto, préstale mucha atención a lo que comes y considera la posibilidad de llevar un diario de alimentos para comer de manera responsable. Además, ten tanto cuidado con las bebidas (incluido el alcohol), como con lo que le agregas a tu café o té. Vuelve a utilizar tu taza medidora y la báscula de alimentos. La mayoría de las personas no le prestan la atención necesaria al tamaño de las porciones.

3) REGRESA AL PRIMER PASO POR UNA SEMANA

Si necesitas reactivar tu pérdida de peso, quizás sea hora de volver al punto de partida. Elimina los EXTRAS VIDA e inyéctale nueva energía a tu motivación.

4) RECORDATORIOS DIARIOS PARA LA PÉRDIDA DE PESO

No es nada nuevo, pero este puede ser el momento perfecto para recordarte lo siguiente:

Come más despacio. Las investigaciones demuestran que la gente consume 60 calorías menos por comida cuando comen más despacio. Si cuentas las tres comidas, eso suma un gran total de 180 calorías cada día.

Duerme por lo menos 7 horas cada noche. La falta de sueño causa desequilibrio en ciertas hormonas, lo que nos hace sentir más hambre durante el día, y ser más propensos a ignorar la dieta.

Planea con anticipación. Reserva unos pocos minutos la noche anterior (o apenas te levantes) para planear tus comidas del día. Cuando nos preparamos mentalmente con una estrategia alimenticia, somos menos propensos a "abandonar el barco".

#13: Tengo demasiada grasa en el vientre y mi doctor dice que es peligroso. ¿*La dieta de tu vida* ataca este problema desde el primer momento?

Contrariamente a lo que predican algunos artículos y libros de dietas, cierto tipo de alimentos y dietas *no pueden* evaporar por arte de magia la grasa de tu vientre (o de cualquier otra parte de tu cuerpo). El punto donde tiende a acumularse la grasa es algo que depende de tu genética.

La buena noticia es que cuando ingieres una cantidad apropiada de calorías (menos de las que quemas), perderás peso en "todo" tu cuerpo, incluyendo esas áreas problemáticas como tu vientre. Además, si le añades ejercicio frecuente a una dieta saludable, quemarás aun más calorías y tonificarás, tensarás y fortalecerás los músculos que están debajo de la grasa. De esa manera, cuando la grasa desaparezca, lucirás aun más delgado.

#14: Siempre me ofrecen comida: en la oficina, en las reuniones familiares y en las fiestas. ¿Cómo puedo combatir esta presión de grupo para comer?

Pocas veces pensamos en la presión de grupo para comer, pero la hemos estado experimentando desde la infancia. De hecho, las abuelas y las madres pueden ser algunas de las personas más insistentes en este sentido. Afortunadamente, hay formas de seguir *La dieta de tu vida* sin llamar la atención en la mesa:

✦ *Jáctate de tu nuevo esfuerzo para el bien de tu salud:* es una buena oportunidad para que otros sigan tu ejemplo, y para que no te ofrezcan alimentos poco saludables.

✦ *Recuerda tus modales y responde con amabilidad.* "No gracias, pero es cierto que se ve delicioso", o "Muchas gracias por ofrecerme, pero de verdad no tengo hambre ahora", son maneras corteses de evitar una comida. Incluso puedes decir. "Se ve muy bien. ¿Puedes dármelo un poco más tarde?" Estas frases te permitirán negarte a comer sin herir los sentimientos de nadie.

✦ *Prueba.* Un mordisco o dos están bien. Esto te dará la oportunidad de alabar el trabajo del cocinero. Solo asegúrate de no convertir esa ocasión en un festín.

#15: He escuchado que si comes tarde en la noche, la comida se convierte en grasas. Y yo siento hambre a esas horas. ¿Puedo reservar mi refrigerio para antes de dormir?

Sí. Eso de que "la comida se convierte directamente en grasas" es un mito. Está prácticamente garantizado que si tus calorías colectivas —las calorías consumidas a lo largo del día— son las indicadas para el mantenimiento de tu peso, no aumentarás libras por el hecho de comer tarde en la noche.

Por otro lado, si comienzas el día saltándote el desayuno para "ahorrar calorías", sacrificas el almuerzo para asistir a reuniones, y consumes todas las calorías del día a la hora de la cena, existe una buena posibilidad de que vas a subir de peso. Piensa en lo siguiente: el cuerpo necesita energías para sus funciones vitales a todas horas, y la demanda de energía es mayor cuando estás más activo física y mentalmente, es decir, *durante* el día. Si mantienes el estómago vacío cuando tu mente y cuerpo necesitan alimentos, estarás condenado a frenar tu metabolismo (lo cual es una buena manera de subir de peso). Además, mientras más tiempo esperes para comer, más hambre sentirás y seguramente comerás de más en la noche. Y obviamente, aumentarás de peso.

#16: Tengo más de 50 años y creo que mi metabolismo está inactivo. ¿Aún puedo perder peso con *La dieta de tu vida*?

Es probable que tu metabolismo se haya puesto más lento. Después de los cuarenta años, tiende a bajar de rapidez naturalmente en un 2 o 5% por década. ¡Pero eso no significa que seas una causa perdida! Muchas mujeres y hombres han tenido un gran éxito perdiendo peso con mi programa, sin importar su edad. Te recomiendo encarecidamente que NO te saltes el programa de ejercicios: es la única manera de reactivar tu metabolismo.

#17: Quiero probar esta dieta, pero nunca soy bueno en estas cosas porque como por razones emocionales. Comienzo muy bien, pero renuncio muy rápido. ¿Tendré mejor suerte esta vez?

Comer por razones emocionales es algo muy común y todo el tiempo escucho inquietudes como la tuya en mi consulta. La gente come en respuesta a un número de sentimientos difíciles como estrés, ansiedad, tristeza, aburrimiento, rabia, soledad, problemas de pareja y falta de autoestima. Las emociones (más que tu estómago) determinan tus hábitos alimenticios. Esto puede hacerte comer más, subir de peso, sentir culpa, y renunciar a las dietas. Si realmente quieres solucionar tu problema de peso, debes dejar de comer cuando no sea necesario.

+ *Lleva un Diario de comida/estado de ánimo.* Registra tus alimentos elegidos y porciones; dónde comes, por qué comes, cómo te sientes y todo lo que te ayude a descubrir tus patrones saludables (y perjudiciales) en materia de alimentos. De esa manera, podrás identificar períodos difíciles, aspectos susceptibles de mejorar, y hacer ajustes a medida que avanzas. Utiliza el diario para monitorear tu progreso y pésate una o dos veces por semana.
+ *Consigue un compañero de dieta.* Algunas personas obtienen mejores resultados si tienen un amigo, cónyuge, comunidad en línea, terapeuta o *alguien* con quien puedan hablar acerca de sus éxitos o retrocesos. Es esencial que esta persona no te juzgue, y te apoye incondicionalmente. Si general-

mente logras avanzar con la ayuda de tus amigos, anímate y pídales su asistencia y orientación.

✦ *Busca un pasatiempo.* No pases tanto tiempo obsesionado con la comida. Redirige tu interés y tu energía a otra cosa. Teje, juega al tenis, aprende un nuevo idioma, realiza un trabajo voluntario: todo se vale.

✦ *Formula un Plan de emergencia.* Prepara una lista de actividades que sean personalmente atractivas y prácticas para aquellos momentos en que te sientas tentado a comer de más. Tal vez puedas caminar, llamar a un amigo, escuchar música, darte un baño caliente, limpiar la casa, arreglarte las uñas, navegar en el Internet, programar citas importantes, organizar tu bolso o tu closet, mirar un álbum fotográfico, etc.

Apéndice:
Los pasos de
La dieta de tu vida
en resumen

Carnes, aves y cerdo

Consume solo cuando estén designadas para una comida en particular
y revisa las porciones con cuidado.

PRIMER PASO	Carnes (solo cortes magros) Búfalo Cuarto trasero inferior Cuarto trasero superior Falda *Filete Mignon* Lomito (*Sirloin*) *London Broil* Ternera Venado Aves (solo sin piel) Avestruz Cerdo Hamburguesa de pavo (magra) Lomo de cerdo Muslo de pavo Muslo de pollo Pavo molido (por lo menos 90% magro) Pechuga de pavo Pechuga de pollo Pollo (variedad *Cornish Hen*) Pollo molido (por lo menos 90% magro)
SEGUNDO PASO	** todas las carnes, aves y cerdo del PRIMER PASO, más:* Aves Salchicha de carnes de ave (magra) Tocino de pavo Cerdo Jamón magro
TERCER PASO	**todas las carnes, aves y cerdo del PRIMER y SEGUNDO PASO, más:* Carnes Filete de lomito molido (por lo menos 90% magro) *Roast beef* magro Cerdo Tocino canadiense

Pescado y mariscos

Consume solo cuando estén designadas para una comida en particular
y revisa las porciones con cuidado.

PRIMER PASO	Almejas Anchoas Atún (tipo *light*, enlatado en agua) Bacalao Bagre Camarones Cangrejo (fresco o enlatado) Escalopes *Haddock* *Halibut* Langosta Lenguado Macarela (solo Atlántica) *Mahi Mahi* Mejillones Ostras Pargo rojo Pescado blanco Platija (*Flounder*) Salmón silvestre (fresco o enlatado) Sardinas Tilapia Trucha
SEGUNDO PASO	*todo el pescado y los mariscos del PRIMER PASO, más:* Imitación de carne de cangrejo Salmón curado o ahumado (*Lox*) Salmón ahumado
TERCER PASO	*todo el pescado y comida de mar del PRIMER y SEGUNDO PASO*

Huevos, proteínas veganas y lácteos

Consume solo cuando estén designados para una comida en particular
y revisa las porciones con cuidado.

PRIMER PASO	**Huevos**
	   Claras de huevo
	   Sustituto de huevo
	Proteínas veganas
	   Leche de soya (baja en grasas)
	   Yogur de soya (libre de grasas o bajo en grasas)
	   Tempeh
	   Tofu
	   Queso vegano (libre de grasas o bajo en grasas)
	   Hamburguesas vegetarianas
	   Gluten de trigo (seitan)
	Lácteos
	   Queso bajo en grasas (todas las variedades)
	   Queso libre de grasas (todas las variedades)
	   Yogur Griego (libre de grasas)
	Yogur natural y de sabores libre de grasas (sin edulcorantes artificiales)

SEGUNDO PASO	*todos los huevos, proteínas veganas y lácteos del PRIMER PASO, más:*
	Huevos
	   Huevos enteros
	Lácteos
	   Yogur natural y de sabores, sin grasas (todas las marcas que tengan 100 calorías o menos por cada 6 onzas)

TERCER PASO	*todos los huevos, proteínas veganas y lácteos del PRIMER y SEGUNDO PASO*

Vegetales

Aunque puedes comer cantidades ilimitadas de vegetales libres de almidón, asegúrate de ingerir vegetales ricos en almidón solo cuando estén designados para una comida en particular y revisa las porciones con cuidado.

PRIMER PASO	**Vegetales libres de almidón (cantidades ilimitadas)**
	Alcachofas y corazones de alcachofa
	Apio
	Brócoli
	Brócoli rabe
	Brocolini
	Col
	Coliflor
	Espárragos
	Frijoles libres de almidón: verdes, amarillos, italianos y
	   tipo "*wax*"
	Remolachas
	Repollo chino (Bok choy)
	Repollitos de Bruselas
	Zanahorias
	Vegetales de hojas verdes oscuras:
	Acelga
	Berenjena
	Berza (Kale)
	Coles
	Espinaca
	Hinojo
	Hojas de diente de león
	Hojas de mostaza
	Hojas de nabo
	Hojas de remolacha
	Ajo
	Cebolla verde (cebollín)
	Jícama
	Puerros
	Lechuga:
	   Rúgula
	   Endivia
	   Escarola
	
	(continua)

	Iceberg
	    Mezclas verdes/mezclas para ensaladas
	    Romana
	Mezclas de vegetales sin maíz, granos ricos en almidón, arvejas, pasta o cualquier clase de salsa
	Champiñones
	Quingombó (*Okra*)
	Cebollas
	Pimientos (todas las variedades)
	Pepinillos encurtidos
	Calabaza (fresca, congelada o enlatada, debe decir "100% calabaza pura", sin azúcar agregada)
	Radicchio
	Rábanos
	Pimientos rojos asados (empacados en aceite, porciones secas)
	Vegetales marinos (algas, nori, etc.)
	Chalotes
	Arvejas (*Snow peas*)
	Calabaza espagueti
	Germinados (todas las variedades)
	Calabaza de verano (amarilla)
	Tomate
	Castañas de agua
	Berro
	Zucchini

SEGUNDO PASO	*todos los vegetales del PRIMER PASO, más:*
	Vegetales libres de almidón
	    Chucrut
	Vegetales ricos en almidón (NO SON ilimitados —revisa las porciones con cuidado)
	    Frijoles (legumbres)
	    Habichuelas
	    Lentejas
	    Camote

TERCER PASO	*todos los vegetales del PRIMER y SEGUNDO PASO, más:*
	Vegetales ricos en almidón (NO SON ilimitados —revisa las porciones con cuidado)
	    Maíz
	    Camote (pequeño)
	    Papa blanca (pequeña)

Granos integrales

Cómelos solo cuando estén designados para una comida en particular y revisa las porciones con cuidado.

PRIMER PASO	Mini pita integral (máximo 70 calorías) Pan integral bajo en calorías (máximo 45 calorías por tajada) Galletas de arroz (solo comunes, 45 calorías por galleta) Germinado de trigo Pan integral (cualquier marca donde aparezca "trigo integral" como el primer ingrediente) Cereal Integral (cualquier marca con 120 calorías o menos por porción de ¾ a 1 taza; máximo 6 gramos de azúcar; y un mínimo de 3 gramos de fibra) Avena integral (solo sabor natural; tradicional, instantánea o en hojuelas)
SEGUNDO PASO	*todos los integrales del PRIMER PASO, más:* *Muffin* inglés integral (cualquier marca con 130 calorías o menos) *Muffins* VIDA (ver recetas pág. 124) Tortilla integral (máximo 100 calorías por tortilla) Barras VIDA (o cualquier barra con 150 calorías o menos; 3 o más gramos de fibra; sin grasas trans; máximo 2 gramos de grasas saturadas)
TERCER PASO	*todos los granos integrales del PRIMER y SEGUNDO PASO, más:* Barras VIDA Pita integral de tamaño regular (150 calorías o menos) Pasta integral Arroz integral Cuscús Integral Pan de perro caliente (preferiblemente integral) Migas de pan (preferiblemente integral) Tortillas de taco (suaves o blandas)

Frutas: Porciones MEDIAS y ENTERAS

Consume solo cuando se encuentren designadas para una comida específica y asegúrate de ingerir la porción correcta cuando hagas sustituciones.

		MEDIA porción	**Porción ENTERA**
PRIMER PASO	Manzana	1 pequeña	1 grande
	Albaricoque deshidratado	6 mitades	12 mitades
	Albaricoque fresco	3 grandes	6 grandes
	Banana	½	1
	Bayas (frescas o congeladas, arándanos, frambuesas, moras, moras de Castilla o fresas de tamaño medio en rebanadas sin endulzar)	¾ de taza o 10 fresas de tamaño medio	1½ taza o 20 fresas de tamaño medio
	Cantaloupe	¼ mediano o 1 taza en cubitos	½ mediano o 2 tazas en cubitos
	Cerezas frescas	½ taza o 10 enteras	1 taza o 20 enteras
	Clementinas	1	2
	Ensalada de fruta (empacada y sin endulzar)	½ taza	1 taza
	Pomelo (rojo, rosado o blanco)	½	1 entero
	Uvas sin semillas (rojas, púrpuras, verdes o negras)	½ taza	1 taza
	Melón en cubos	1 taza	2 tazas
	Kiwi grande	1	2
	Mango	½ taza en trozos congelados sin endulzar o ¼ grande fresco	1 taza en trozos congelados sin endulzar o ½ grande fresco

	MEDIA porción	**Porción ENTERA**
Melocotón	1	2
Naranja mediana	1	2
Papaya fresca en cubitos	1 taza	2 tazas
Durazno grande	1	2
Pera	½ mediana o 1 pequeña	1 grande
Piña en trozos frescos	½ taza	1 taza
Ciruela	2 pequeñas o 1 grande	2 grandes
Granada	½ mediana	1 mediana
Ciruelas pasas grandes	3	6
Uvas pasas	2 cucharadas	½ taza
Mandarina mediana	1	2
Sandía en cubitos	1 taza	2 tazas
	1 cup	2 cups
SEGUNDO PASO	*todas las frutas del PRIMER PASO*	
TERCER PASO	*todas las frutas del PRIMER PASO*	

Adobos, Condimentos, Marinadas y Grasas Saludables

Úsalos para darle sabor a tus comidas. Puedes consumir los productos que no aparecen en la lista de Alimentos ilimitados (aderezos para ensaladas, ketchup, mayonesa, aceite de oliva, mantequillas de frutos secos, aguacate, etc.) solo cuando aparezcan designados para una comida o refrigerio. Asegúrate de consumir la porción especificada en la lista.

PRIMER PASO	Aguacate Chiles o ajíes, frescos o enlatados en vinagre/agua Extractos (vainilla, almendra, menta, etc.) Rábano picante Salsa picante *Ketchup* Limón amarillo fresco Limón verde fresco Salsa marinara (elige marcas con 60 calorías o menos por porción de media taza) Mayonesa baja en grasas (cualquier marca con 25 calorías o menos por cucharada) Mostaza (común, tipo *"brown"*, condimentada o Dijon) Aceite de cocina en aerosol (cualquier variedad) Frutos secos (almendras y pistachos) Mantequillas de frutos secos (maní, soya, almendra, etc.) Aceite de oliva Aderezo para ensalada, César (solo para ensalada César al almuerzo —cualquier marca, con máximo 80 calorías por cada 2 cucharadas) Aderezo de ensalada bajo en calorías (cualquier marca con máximo 40 calorías por cada 2 cucharadas) Aderezo de ensaladas, cualquiera de las recetas VIDA (pág. 63) Salsa (suave o picante; cualquier marca sin azúcar o jarabe de maíz añadidos) Salsa de soya baja en sodio Salsa *teriyaki* baja en sodio Vinagre, cualquier tipo, **NO vinagreta *Wasabi* Hierbas y Especias

	Pimienta de Jamaica, semillas de anís, albahaca, hojas de laurel, cardamomo, pimienta de Cayena, semillas de apio, chile en polvo, cinco especias chinas, cebollino, cilantro, canela, clavos, coriandro, comino, curry en polvo, semillas de eneldo, ajo en polvo, jengibre, hierba de limón, mejorana, menta, mostaza, semillas de mostaza, nuez moscada, adobo *Old Bay*", cebolla en polvo, orégano, páprika, perejil, pimienta (molida) y entera, condimento de pastel de calabaza, chile en hojuelas, romero, salvia, mezclas de condimentos (sin azúcar ni sal agregadas), estragón, tomillo y cúrcuma.
SEGUNDO PASO	*todos los adobos, condimentos, marinadas y grasas saludables del PRIMER PASO, más:* mermelada de frutas miel miel de maple (natural o baja en azúcar/calorías) aceitunas jugo de naranja 100% natural salsa para carnes azúcar morena o blanca salsa *Worcestershire*
TERCER PASO	*todos los adobos, condimentos, marinadas y grasas saludables del PRIMER y SEGUNDO PASO, más:* salsa barbacoa (cualquier marca con 40 calorías o menos por 2 cucharadas) alcaparras salsa picante semillas de sésamo jugo de tomate

Bebidas

Disfrute a cualquier hora del día.

PRIMER PASO	Club soda Café (sin edulcorantes naturales o artificiales, incluyendo azúcar o stevia. Sin crema ni leche entera. Puedes añadir únicamente leche magra, al 1%, o leche de soya baja en grasas o *light*) Café cero calorías de sabor natural sin edulcorantes naturales o artificiales (ver receta en la página 37) Agua *Seltzer* (común y con sabores naturales) Agua mineral con gas Té: negro, blanco, verde, infusión de hierbas (sin edulcorantes naturales o artificiales, incluyendo el azúcar, la miel y la stevia). Agua Aguas de sabores naturales sin calorías (ver recetas en la página 38)
SEGUNDO PASO	*todas las bebidas del PRIMER PASO, más:* Soda dietética y otras bebidas con edulcorantes artificiales (una lata de 12 onzas o una botella de 20 onzas equivale a la mitad del límite permitido de edulcorantes artificiales)
TERCER PASO	*todas las bebidas del PRIMER Y SEGUNDO PASO*

Lista de refrigerios aceptados en la tarde

Puedes sustituir los refrigerios que aparecen en el menú por las siguientes opciones en cada paso. Consume solo uno al día y revisa cuidadosamente las porciones.

PRIMER PASO	**Opciones de queso** ✦ 1 onza de queso bajo en grasas o sin grasas con todas las barras de apio con pimienta que desees ✦ 1 onza de queso bajo en grasas o sin grasas con una mini pita integral o galleta de arroz ✦ 1 onza de queso bajo en grasas o sin grasas con 10 almendras crudas o 15 pistachos ✦ 1 barra de queso magro con MEDIA porción de fruta (ver lista) ✦ 4 cucharadas rasas de queso crema bajo en grasas con todas las barras de apio que desees ✦ ½ tasa de queso *cottage* bajo en grasas o sin grasas, con MEDIA porción de frutas ✦ ½ tasa de queso *cottage* bajo en grasas o sin grasas, con todos los vegetales no almidonados que desees (por ejemplo, tomates tipo *cherry*, pimiento rojo en julianas, apio, o zanahorias *baby*) ✦ ¾ de tasa de queso *cottage* bajo en grasas o sin grasas, natural o con sabor a canela ✦ 1 tostada integral baja en calorías (cualquier marca con 45 calorías o menos por tajada) con 1 cucharada de queso crema bajo en grasas **Opciones de yogur** ✦ 8 onzas de yogur sin sabor ni grasas, griego o de vainilla (sin edulcorantes artificiales) ✦ 6 onzas de yogur sin sabor ni grasas, griego o de vainilla (sin edulcorantes artificiales), con 2 cucharadas de germen de trigo o semillas de linaza trituradas ✦ 6 onzas de yogur sin sabor ni grasas, griego o de vainilla (sin edulcorantes artificiales), con MEDIA porción de frutas **Opciones de frutos secos y mantequillas de frutos secos** ✦ 10 almendras crudas, o 15 pistachos y MEDIA porción de frutas ✦ 10 almendras crudas, o 15 pistachos y ½ taza (un sobre) de salsa de manzana natural sin azúcar agregada ✦ 20 almendras crudas ✦ 30 pistachos ✦ 2 cucharaditas rasas de mantequilla de maní natural y MEDIA porción de frutas (por ejemplo: ½ banana o 1 manzana pequeña)

	✦ 1 cucharada rasa de mantequilla de maní natural con todas las barras de apio que desees ✦ 1 tostada integral baja en calorías (cualquier marca con 45 calorías o menos por tajada) con 1 cucharada de mantequilla de maní natural **Opciones de fruta** ✦ 1 banana congelada ✦ 1 tasa de uvas congeladas ✦ Una porción entera de frutas ✦ 1 naranja (o MEDIA porción de cualquier fruta) y 1 mini pita integral **Opciones varias** ✦ 4 onzas de pechuga de pavo con lechuga y mostaza ✦ 1 mini pita integral con 2 cucharadas rasas de *hummus* (cualquier variedad) ✦ ¼ de taza de *hummus* (cualquier variedad) con todas las rodajas de pepino, barras de apio, o pimiento rojo, amarillo o verde en julianas que desees ✦ 1 tasa de frijoles *edamame* en su vaina (frescos o congelados)
SEGUNDO PASO	*todos los refrigerios de la tarde del PRIMER PASO, más:* **Opciones de yogur** ✦ 8 onzas de yogur con sabor (cualquier marca con 150 calorías o menos por ocho onzas) ✦ 6 onzas de yogur con sabor (cualquier marca con 100 calorías o menos por seis onzas), con dos cucharadas de germen de trigo o semillas de linaza trituradas ✦ 6 onzas de yogur con sabor (cualquier marca con 100 calorías o menos por seis onzas), con MEDIA porción de frutas ✦ Pudín de calabaza y vainilla: 6 onzas de yogur con sabor (cualquier marca con 100 calorías o menos por seis onzas), con ½ taza de puré de calabaza 100 % puro y canela al gusto **Opciones de fruta** ✦ 1 batido VIDA (ver receta en la página 136) **Otras opciones** ✦ ½ aguacate maduro con jugo de limón, sal y pimienta al gusto ✦ 1 galleta de arroz + un huevo duro (o 4 claras de huevo) ✦ 1 tostada integral baja en calorías (cualquier marca con 45 calorías o menos por tajada) con un huevo duro triturado, mezclado con cebolla picada y 1 cucharadita de mayonesa baja en grasas. ✦ 1 *muffin* VIDA (ver receta en la página 124) ✦ 1 barra VIDA (o cualquiera con 150 calorías o menos, 3 o más gramos de fibra, sin grasas trans, y un máximo de 2 g de grasa saturadas

TERCER PASO	*todos los refrigerios de la tarde del PRIMER PASO y SEGUNDO PASO, más:* ✦ ½ tasa de queso *cottage* bajo en grasas o sin grasas con ½ tasa de piña en trozos (enlatada en su jugo y escurrida) ✦ 1 *muffin* inglés integral (cualquier marca con 130 calorías o menos), con 2 cucharaditas de queso crema sin grasas **Opciones de yogur** ✦ Banana y crema: 6 onzas de yogur de vainilla sin grasas (cualquier marca con 100 calorías o menos por seis onzas) con ½ banana en rodajas ✦ Opciones de frutos secos y mantequillas de frutos secos ✦ 2 galletas de arroz (cualquier marca con 45 calorías o menos por galleta) + una cucharadita de mantequilla de maní, almendras, manzana o soya **Opciones de fruta:** ✦ "*Banana split*": 1 banana cortada a lo largo, con 2 cucharadas de crema batida baja en grasas ✦ 12 onzas de capuchino o *latte* magro. Si deseas, puedes acompañarlo con 1 cucharadita/sobre de azúcar o edulcorante artificial, más una manzana pequeña (o MEDIA porción de cualquier fruta) **Opciones de vegetales** ✦ Media papa blanca pequeña o mediana asada (o camote), con 2 cucharadas de salsa, *ketchup*, o crema agria sin grasas ✦ 1 pita integral de tamaño normal (o 2 mini pitas), cortado en cascos. Rocía con aceite de cocina en aerosol y hornéalos de 10 a 15 minutos a 375 °F, más 2 cucharadas de salsa ✦ Camotes fritos con curry ✦ 2 tasas de sopa VIDA con 1 mini pita integral (cualquier marca con 70 calorías o menos por pita) o 1 tostada integral baja en calorías (cualquier marca con 45 calorías o menos por tajada), o galletas integrales con 60 a 70 calorías. ✦ Espinacas o brócoli marinara: Cocina un paquete de espinacas o brócoli de 10 onzas en el microondas. Escúrrelas bien y agrega 2 cucharadas abundantes de salsa marinara. Calienta de nuevo por 45 segundos. Añade 2 cucharadas opcionales de queso parmesano o cualquier otro bajo en grasas. **Otras opciones** ✦ Huevos "a la diabla" con *hummus*: 2 huevos duros cortados a lo largo. Retira las yemas y rellena las claras con ¼ de taza de *hummus* (de cualquier variedad) ✦ Frituras de soya de cualquier sabor (con 150 calorías) ✦ 4 tazas de palomitas de maíz bajas en grasas (cualquier marca con 30 calorías o menos por tasa, con o sin adobos VIDA bajos en calorías

Lista ilimitada de alimentos y bebidas

Disfruta estos alimentos de forma ilimitada, a cualquier hora del día.

PRIMER PASO	*¡Todos los vegetales sin almidones!* Club soda (con jugo de limón fresco, opcional) Café (negro, o con leche magra, al 1%, o con leche de soya baja en grasas o *light*, sin edulcorantes naturales ni artificiales) Café sin calorías de sabor natural sin edulcorantes artificiales ni naturales Extractos (vainilla, almendras, menta, etc.) Hierbas finas y especias Rábano picante Salsa picante Limón y cascos de limón Caldo bajo en sodio Mostaza (común, "*brown*", con especias o Dijon) Aceite de cocina en aerosol Vinagreta balsámica VIDA para ensalada Agua *Seltzer* (común o de sabores naturales, con jugo fresco de limón, opcional) Agua mineral con gas Té (caliente o frío, con limón, o con leche magra o al 1%, o con leche de soya baja en grasas o *light*) Vinagre (de cualquier tipo) *Wasabi* Agua (con jugo de limón fresco, opcional) Aguas de sabores naturales sin calorías (ver receta en la página 000)
SEGUNDO PASO	**Todos los alimentos y bebidas ilimitados del PRIMER PASO, más:* Salsa (suave o picante; cualquier marca sin azúcar agregada ni sirope de maíz) Chucrut Salsa de soya baja en sodio Salsa *Worcestershire*
TERCER PASO	**Todos los alimentos y bebidas ilimitados del PRIMER y SEGUNDO PASO, más:* Goma de mascar sin azúcar